PRÆJUDICATA OPINIO JUDICIUM OBRUIT

(Phædre).

L'HOMŒOPATHIE

DEVANT LE MONDE

Jugée sur ses Principes et ses Résultats

PAR

F. GODIER-CHAILLY (d'Angers).

Docteur en médecine de la Faculté de Paris, Membre de la Société Gallicane de médecine Homœopathique, ancien Médecin du Bureau de Charité et de l'État-Civil du 1er arrondissement de Paris, de plusieurs Sociétés Philanthropiques, Membre résidant du Cercle Pratique d'Horticulture et de Botanique du Havre.

> Medicus, naturæ minister, naturæ sinon obtemperat, naturæ non imperat.
> Le médecin est le ministre de la nature : s'il ne l'écoute pas, il ne peut la diriger.
>
> (Baglivi).

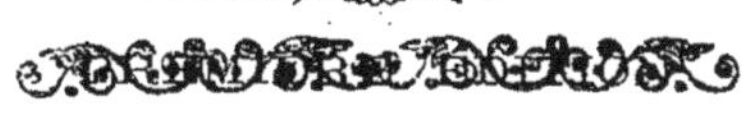

HAVRE

IMPRIMERIE A. MIGNOT, RUE DE L'HOPITAL, 16.

—

1863.

L'HOMOEOPATHIE

DEVANT LE MONDE

Jugée par ses principes et ses résultats.

HAVRE. — IMP. A. MIGNOT, RUE DE L'HOPITAL, 16.

ANTE OMNIA CURA

L'HOMŒOPATHIE

DEVANT LE MONDE

Jugée par ses Principes et ses Résultats

PAR

F. GODIER-CHAILLY (d'Angers).

Docteur en médecine de la Faculté de Paris, Membre de la Société Gallicane de médecine Homœopathique, ancien Médecin du Bureau de Charité et de l'État-Civil du 1er arrondissement de Paris, de plusieurs Sociétés Philanthropiques, Membre résidant du Cercle Pratique d'Horticulture et de Botanique du Havre.

Medicus, naturæ minister, naturæ sinon
obtemperat, naturæ non imperat.
Le médecin est le ministre de la nature:
s'il ne l'écoute pas, il ne peut la diriger.

(BAGLIVI).

HAVRE

IMPRIMERIE A. MIGNOT, RUE DE L'HOPITAL, 16.

1863.

AVANT-PROPOS.

Plus de trente ans se sont écoulés depuis que la Doctrine de Hahnemann a été importée en France. A cette époque elle fut accueillie avec les mêmes objections que l'on voit encore se reproduire aujourd'hui. Nous insistons sur ces mots : les mêmes objections, d'où il faut conclure que les adversaires de l'homœopathie sont bien au dépourvu d'arguments, puisqu'ils ne peuvent en trouver de nouveaux à nous opposer.

De la part du public, défiance inspirée par certains Médecins et Pharmaciens incompétens dans une question qu'ils ne veulent pas étudier; de la part de ceux-ci, des plaisanteries grossières, des sarcasmes, des quolibets, mais pas un argument sérieux.

Des décisions académiques formulées en expressions passionnées, et la déclaration formelle que les idées nouvelles seraient repoussées sans examen.

Telles ont été les entraves suscitées à une doctrine qui s'annonçait comme éminemment progressive.

Ainsi les guérisons des maladies chroniques sont attribuées à l'action du temps; mais depuis longtemps le nombre de ces guérisons est devenu trop considérable pour les attribuer à la simple coïncidence d'un traitement commencé juste au moment où la maladie allait disparaître d'une manière spontanée. Alors il faut bien reconnaître une autre puissance, capable d'amener cette guérison. Les opposans la trouvent dans l'habileté des homœopathes à s'emparer de l'imagination de leurs malades et dans la sévérité du régime prescrit. Heureusement le bon sens du public, désintéressé dans ces arguties, a bientôt et justement répondu : *Peu importe le traitement, si les résultats sont avantageux et incontestables.*

Après avoir tourné en dérision les doses prétendues imaginaires des homœopathes, et avec lesquelles les malades obtiennent néanmoins leur guérison, on se sert d'une accusation aussi indigne que ridicule et qu'on n'a pas hésité à mettre en avant.

Les homœopathes, a-t-on dit, n'emploient que

des poisons avec lesquels ils épuisent promptement la
force vitale; ainsi, ajoute-t-on, après un rétablissement
passager, les malades meurent promptement épuisés.

Cette assertion inepte, ainsi que nous allons le
démontrer, retombe toute entière sur l'allopathie qu'on
veut défendre, et qui peut-être en a donné la formule.
En effet, on semble d'abord vouloir établir l'ignorance,
le charlatanisme des homœopathes, et l'instant d'après
et presqu'en même temps on signale le danger de leur
médication et les roueries de leur esprit. Cette tactique
n'est propre qu'à démontrer la malveillance et l'impuissance où l'on est de produire une raison valable.

Nous avons dit que cette assertion était inepte
et qu'elle retombait toute entière sur ceux qui ont osé
l'inventer. En effet, parmi les nombreux médicaments
employés par les homœopathes, il en est à peine quel-
ques-uns qui soient nouveaux dans la pratique médicale. Que l'on ouvre les pharmacopées de l'école
actuelle, et l'on verra que la *noix vomique*, le *sublimé*,
la *belladone*, le *stramonium*, le venin de la vipère dans
la thériaque, sont des substances auxquelles les détracteurs de l'homœopathie ont souvent recours. Que l'on
compare les doses prescrites dans ces livres avec les
doses infinitésimales des homœopathes, et l'on verra
dans quelles mains ces substances peuvent devenir de
dangereux poisons et épuiser la force vitale.

De pareilles attaques n'ont pu empêcher la propagation des idées nouvelles ; aujourd'hui, il faut bien le reconnaître, malgré les passions qui se sont déchaînées contre elle, l'homœopathie a fait son chemin, en s'appuyant sur l'expérience, et chaque jour voit se multiplier le nombre de ses partisans.

Ainsi que nous le ferons voir dans l'historique de la propagation de la nouvelle médecine, il n'est pas une contrée de l'Europe où Hahnemann ne compte de fervens disciples, et depuis longtemps déjà, ses principes ont pénétré dans l'Amérique du Nord, et l'Amérique du Sud.

Ce fait seul en dit assez pour établir la valeur de l'homœopathie. En effet, nous le demandons au bon sens public, est-ce à une époque de lumière, ou plutôt de scepticisme comme celle où nous vivons, que l'erreur absolue ou le mensonge pourraient prétendre à établir un empire durable ?

Vingt ans et plus passés à étudier l'œuvre de Hahnemann et à la soumettre au creuset de la pratique et de l'expérience nous autorisent à porter un jugement sur elle. Ce jugement est libre de toute influence. En toute matière, notre principe est de fuir tout esprit de coterie ; le seul titre que nous ambitionnons, est celui de partisan de la vérité. Tout en professant la plus grande admiration pour l'homme de génie que nous n'hésitons pas à proclamer le régénérateur de l'art médical, est-ce à dire que nous devions être complètement asservis à ses règles. L'enthousiasme aveugle seul voudrait repousser toute combinaison rationnelle des enseignements du passé à ceux du présent et de l'avenir.

L'unique but que nous nous proposons dans ce travail, est d'ouvrir les yeux au public sur la valeur de l'homœopathie. En contraste de cette valeur, nous ferons ressortir les erreurs de l'école actuelle, et surtout les incertitudes & l'impuissance trop fréquentes de sa thérapeutique, ou mode de traitement.

Que si les destructeurs de l'homœopathie voulaient entendre nos raisons, apprécier les idées que nous opposons à celles qui leur sont familières, ils verraient que la loi de *spécificité* d'appropriation, d'analogie, posée par Hahnemann, n'a pas pour base une question de doses tout-à-fait secondaire, ainsi que nous l'établirons par des faits. Avec cette loi d'analogie, ayant pour point de départ l'étude des médicaments sur l'homme sain, on arrive à trouver sûrement le médicament propre à maîtriser dès les débuts les affections aigues, graves, telles que le croup, les angines couenneuses, les fièvres typhoïdes, cérébrales, qui s'éveillent avec une rapidité, une violence extrêmes, et portent partout le deuil dans les familles.

Les journaux publiés par les sociétés de médecine homœopathique, tant en France qu'à l'étranger, fourmillent de ces guérisons. Les publications particulières faites par les homœopathes en contiennent aussi un grand nombre, et de toutes sortes; nous pourrons en rapporter quelques-unes; nous indiquerons les sources où l'on peut aller les puiser (1).

Nous dirons plus encore : l'homœopathie possède des médicaments, des ressources, contre les maladies actuellement connues et dont on veut s'approprier la découverte, par exemple le *datura stramonium*, contre la rage, vanté par un révérend père, nommé Legrand, actuellement, dans l'empire d'Annam et de Tonkin, tandis que, dès l'année 1825, Hahnemann a désigné cette substance comme propre à guérir certaines

---

(1) Manuel de Thérapeuthique Homœopathique par M. le baron de Bœnninghausen.

Pathogénésie de plusieurs médicaments homœopatiques, par le docteur Petroz.

Discours d'ouverture du cours de pathologie générale à la Faculté de Montpellier, par le professeur d'Amador.

Quarante-deux observations de pneumonies traitées par l'homœopathie, par le docteur Tessier, médecin de l'hôpital Sainte-Marguerite, à Paris.

Conversion d'un Médecin, par le docteur Godier.

(Tous ces ouvrages se trouvent à la librairie de M. Bourdignon, rue de Paris au Havre.)

espèces de rage, comme aussi la belladone, la just-
quiame, d'après la pathogénésie des symptômes de
ces substances, comparée avec les symptômes de la rage.
Nous allons plus loin, et nous avançons ceci : l'homœopathie possède des ressources contre des maladies encore
inconnues. Cette proposition peut sembler paradoxale,
cependant c'est la vérité, et nous allons le prouver par
un exemple connu de tout le monde.

Hahnemann avait publié son immortel ouvrage de
matière médicale pure, ainsi que celui des maladies
chroniques, plusieurs années avant que le *choléra* ne vint
jeter la consternation et l'effroi dans le monde entier.
En effet, le *choléra,* né dans l'Inde, près des bouches
marécageuses du Gange, où depuis des siècles il exerçait
ses ravages, après avoir parcouru le Bengale, l'empire
des Birmans, la Chine, la Perse, l'Arabie, puis le pied
du Caucase, les bords de la mer Caspienne, la Russie,
l'Afrique et l'Egypte, il arriva en Angleterre et vint
fondre sur la France au mois de mars 1832. Pendant
que tous les médecins de tous les pays rivalisaient de
zèle et d'efforts pour combattre le fléau, les médecins
homœopathistes ne restèrent pas inactifs, mais, comme
leurs frères les allopathes, ils n'étaient pas plus heureux
dans leurs recherches et leurs tentatives. Désespérés de
leurs insuccès, ils s'adressèrent à Hahnemann, en lui
envoyant le tableau exact des symptômes de la maladie,
depuis ses prodrômes jusqu'à sa terminaison fatale. Cet
homme célèbre, après avoir comparé les symptômes de
la maladie épidémique à la pathogénésie des médica-

ments fournie par l'expérimentation sur l'homme sain, leur indiqua : *camphora, veratrum, metallum album,* selon les degrés, les phases de la maladie. Munis de ces renseignements, les disciples de Hahnemann obtinrent des succès éclatants, ce qui leur donna le droit de bourgeoisie en Allemagne, en Prusse, en Russie surtout. Puis les homœopathes de tous les pays suivirent partout les exemples de leur confrère et avec le même bonheur.

Du reste, il résulte du relevé général que nous possédons sur les traitements homœopathiques et allopathiques comparés entre eux; il résulte, dis-je, pour les homœopathes, en moyenne, une perte de 9 0/0; pour l'allopathie, 54 0/0; différence, 41 0/0 de plus que l'homœopathie.

Nous terminerons cet avant-propos par cette simple réflexion : quand les hommes qui se targuent d'aimer assez la vérité pour la rechercher partout, repoussent sans examen des idées nouvelles, n'y-a-t-il pas lieu de crier, au moins, à l'inconséquence.

CHAPITRE I.

Historique de la propagation de l'Homœopathie.

Vires acquirit eundo.
Elle grandit en marchant.

VIRGILI

L'homœopathie qui occupe actuellement et si diversement l'esprit des médecins et des gens du monde, est une doctrine fondée et répandue en Allemagne depuis soixante années, par un des hommes les plus érudits et les plus modestes de son siècle, le Docteur Hahnemann, né à Meissen (Saxe) en 1755, reçu docteur en 1780; il habitait Leipsick en 1799, et avait abandonné l'exercice de la médecine, convaincu de son imperfection, dégouté de ce fatras d'hypothèses qui la compose, rebuté de leur incohérence et fatigué de chercher en vain la vérité dans le dédale de nos matières médicales.

Avant de rendre son nom célèbre par l'homœopathie, il s'était fait connaître dans le monde savant par ses précieuses recherches chimiques et médicales et il jouissait d'une réputation européenne. A cet âge où le plus grand nombre se sent le besoin du repos, son génie actif, jeune et vigoureux, s'élança dans une voie inconnue où personne avant lui n'avait jamais pénétré pour orner son front d'une nouvelle auréole.

L'idée de cette découverte fut inspirée à Hahnemann par ses méditations sur les effets des médicaments spécifiques, c'est-à-dire possédant la faculté de guérir la pluralité de certains cas maladifs d'une manière constante, comme cela existe, par exemple, dans la vertu fébrifuge du quinquina pour certaines fièvres intermittentes, et dans celle du mercure pour la guérison des maladies syphilitiques. Hahnemann en profond observateur, voulut trouver et comprendre enfin la cause de cette faculté spécifique. Il commença par le quinquina, et il éprouva les symptômes connus des fièvres intermittentes ; il voulut savoir si l'efficacité de cette substance à guérir les fièvres ne dépend pas de l'analogie des symptômes qu'elle provoque avec ceux que la maladie fait naître ; bientôt des expériences changèrent ses soupçons en certitude. Hahnemann, homme honnête, moral, juste et consciencieux, fier de sa brillante découverte, consacra dix années de sa vie à expérimenter sur lui-même et ses élèves, une série de médicaments reconnus en médecine pour avoir une action spéciale sur l'économie, tels que le soufre, le mercure, la belladone, l'aconit, la jusquiame, la digitale, etc., etc., etc.

Leipsick fut le berceau de l'homœopathie ; mais les succès de son fondateur lui attirèrent la haine et l'inimitié des confrères jaloux, et des pharmaciens privilégiés privés du débit de médicaments qu'ils ne savaient pas préparer. Les persécutions qu'il essaya le forcèrent à quitter le berceau de sa gloire. Hambourg, Torgau, Mersbourg, Francfort, Magdebourg et autres villes, le possédèrent tout-à-fait, et devinrent de nouveaux foyers d'où sortaient de nombreux sectateurs de la nouvelle médecine ; mais bientôt les élèves subirent les mêmes persécutions que leur maître, et dans chaque ville où ils acquirent une certaine réputation, où ils réparaient les maux causés par la médecine ordinaire et l'abus des médicaments, ils furent exposés à la haine, à l'envie, à la jalousie du corps pharmaceutique, et des confrères titrés qui employaient toute leur influence pour leur nuire autant qu'il était en leur pouvoir.

Mais ce qui atteste les heureux résultats de l'homœopathie est la protection que divers souverains ont accordée à ses sectateurs en butte partout à une rivalité d'autant plus dangereuse et puissante, qu'elle tenait en main les honneurs, les dignités et la confiance des têtes couronnées et des hauts dignitaires. Le duc de Anhalt Cœthen, accueillit avec honneur Hahnemann, qui résida quinze années près de ce prince éclairé, et ne le quitta qu'en 1834 pour venir se fixer à Paris. A Varsovie, le Docteur Bigel, écrivain homœopathe distingué, médecin d'un des frères de l'empereur de Russie, a beaucoup contribué à répandre dans les principales villes de ce vaste empire, la doctrine des semblables. Moscou, Pétersbourg, Cronstadt, Riga, possèdent de nouveaux adeptes. A Naples, la nouvelle doctrine fut répandue par les soins du Docteur Necker, qui plus tard fut le médecin du prince Lucques, puis du duc de Parme. Après bien des persécutions et des entraves ; ce qui vint augmenter la prépondérance de l'homœopathie à Vienne et en Autriche, ce fut un décret de l'empereur qui institua un service de cent lits dans l'hôpital Sainte-Elisabeth, desservi par le Docteur Lévy, médecin homœopathe, et créé par le même décret, une chaire *pour l'homœopathie à la faculté de médecine* confiée aux soins des Docteurs Worm et Nehrer. Berlin possède actuellement un service homœopathique dans un des hôpitaux, consacré au service des pauvres. Dans la Bavière, le

Duché de Bade, la nouvelle médecine fut soumise à l'approbation de deux chambres législatives et en reçut la sanction. En Saxe, les chambres votèrent des fonds pour subvenir aux dépenses de l'hôpital homœopathique de Leipsick. La Hongrie possède plusieurs hôpitaux confiés à des Médecins homœopathes.

Dans toute l'Italie l'homœopathie a fait de rapides progrès ; à Naples, Milan, Rome, Lucques, Venise, Florence (1) à Malte, elle est en pleine vigueur ; Turin, Gênes ont des pharmacies homœopathiques. Mais au milieu des progrès rapides que fit la nouvelle doctrine, Genève tient un des premiers rangs. Cette ville est devenue un foyer ardent qui bientôt propagea l'homœopathie dans toute la Suisse. De ce lieu, devenu célèbre par sa société et son journal homœopathique qui était rédigé par le docteur Leselier, enlevé trop tôt à la science, médecin aussi instruit que consciencieux, elle se répandit facilement dans les pays voisins, où la langue allemande est en usage ; aussi Mayence, Manhein, Strasbourg, Mulhouse, Colmar et autres villes possèdent de nombreux partisans d'Hahnemann. Lyon est la première ville de France où, en 1830, la

---

(1) L'homœopathie a obtenu un véritable triomphe à Florence. Le doyen de la médecine, homme âgé et d'une grande réputation, le docteur Luzzardui, devint malade, la gangrène s'était emparée d'une jambe, et rien ne pouvait l'arrêter ; il s'était condamné lui-même ainsi que toute la Faculté. Le docteur Severin, exerçant à Rome la nouvelle médecine, est consulté par le docteur malade. Les doses infinitésimales opèrent comme par magie, la gangrène est arrêtée, et la guérison a lieu rapidement. Cette conversion fit du bruit, la Faculté s'en émut, et ne put nier ce fait si honorable pour l'homœopathie qui depuis a été pratiquée avec la plus grande faveur.

doctrine des semblables prit une telle extension qu'en peu de temps on y créa une société homœopathique qui entretient des relations avec sa mère patrie (Genève) ; outre celles déjà nommées, plusieurs grandes villes en France comptent des médecins de la nouvelle doctrine. On en rencontre à Toulouse, Montpellier, Marseille, Toulon, Bordeaux, Limoges, Dijon, Lille, Rouen, La Flèche, Angers, Avignon, Versailles et autres villes.

C'est en 1832 que l'homœopathie pénétra enfin à Paris. A cette époque on ne comptait guères que quatre médecins pratiquant suivant la nouvelle doctrine : MM. les docteurs Curie, Davet, Guérard et Petroz. En 1833, trois dispensaires gratuits furent ouverts pour les pauvres par M. Curie, et reçurent un assez grand nombre de malades. En 1834, ils furent réunis en un seul, qui devint une clinique homœopathique, où bientôt se formèrent de nouveaux adeptes, parmi lesquels se firent remarquer MM. Jal, Theisser, Trottemann, Franks, Leboucher, Chapuzau. Ces dispensaires ne suffisant pas à la foule des malades, M. Curie, avant son départ pour l'Angleterre, en créa deux autres, dans d'autres quartiers, et dans lesquels MM. Léon Simon, Croserio, Guérard et autres donnaient des consultations. M. Lafitte, habile praticien de la nouvelle doctrine, de 1834 à 1839, consacrait quatre séances par semaine à cette pénible occupation, et recevait trois cent cinquante malades, ce qui donne seize mille huit cents pour l'année. Ce médecin seul, de 1833 à 1842, a donné plus de cent mille consultations. Joignez à ce nombre celui des consultations données par les autres dispensaires établis par MM. Petroz, Davet, Molin, Chatron, et vous pourrez vous faire une idée des secours donnés à la classe indigente par l'homœopathie. Hahnemann vint se fixer à Paris en 1834, et sa présence

2

ne contribua pas peu à augmenter le nombre de ses prosélytes. Quelques années plus tard, le docteur Tessier, médecin de l'hôpital Sainte-Marguerite, puis de l'hôpital Beaujon, appliqua la méthode de Hahnemann dans le service dont il était chargé; sa savante clinique a groupé autour de lui bon nombre de jeunes médecins, tous lauréats dans les hôpitaux, en sorte qu'aujourd'hui l'homœopathie a pris en France et à Paris un développement que rien désormais ne saurait arrêter. L'élan est donné parmi les hommes qui recherchent la vérité et la lumière, et auxquels le temps permet l'étude de la nouvelle médecine et de sa thérapeutique *(traitement)*.

Autour de notre patrie, l'homœopathie prend aussi élection de domicile et de cité. La Belgique possède des médecins distingués de cette école, des membres de l'académie, dans plusieurs de ses villes les plus renommées, telles que Bruxelles, Liége, Anvers. La Hollande a vu quelques médecins belges qui ont émigré pour propager la médecine des semblables. L'Angleterre, si remarquable par ses préjugés et ses habitudes de polypharmacie, commence à en ressentir l'heureuse influence. Londres compte plusieurs médecins homœopathistes très en vogue. Dublin, Glascow, Luthea, Edimbourg se félicitent d'en posséder.

L'homœopathie, par sa seule force de conviction et ses heureux résultats, a donc converti un grand nombre de médecins dans les diverses contrées de l'Allemagne, de la Russie, de la Suisse, de l'Italie, de la France, de l'Angleterre, de l'Espagne et autres pays; mais si la propagation de cette nouvelle doctrine médicale a répandu avec le temps la lumière sur une si vaste étendue du monde européen, elle reste loin en arrière quand on compare son incroyable progrès et son succès rapide dans un bien court espace de temps aux États-Unis, au Brésil et en Sicile. Il est vraiment incroyable que le zèle seul et la philanthropie éclairée de deux jeunes médecins aient pu obtenir de si brillants succès, et vaincre d'aussi grandes difficultés dans deux pays situés dans des latitudes si différentes.

Le Docteur Héring, médecin allemand, animé de l'esprit de propagande, quitte son pays, se rend d'abord à la Guyane Française, où il ne tarde pas à faire des prosélytes et met l'homœopathie en faveur par les succès qu'il obtient ; il vient ensuite dans l'Amérique du Nord, et, avec un zèle au-dessus de tout éloge, professe sa doctrine favorite, forme une centaine de disciples qui la répandent à Philadelphie, à New-York et dans les principales villes de l'Union. Cet homme ardent et laborieux forme une association de cinquante membres et publie un journal américain sur l'homœopathie, imprimé en anglais pour l'Etat de New-York, en allemand pour la Pensylvanie. Les journaux quotidiens réservent leurs colonnes aux annonces et aux rapports de médecine homœopathique, et facilitent ainsi la propagation de cette doctrine avec une vitesse surprenante. Une école et un hôpital se forment au moyen d'un emprunt auquel les Américains souscrivent avec plaisir, et l'homœopathie ainsi étudiée par un grand nombre de jeunes gens deviendra la médecine générale de l'Amérique.

Le docteur Mure n'est pas moins étonnant en Sicile qu'Héring en Amérique. Etranger à l'art de guérir, il est sauvé par l'homœopathie d'une maladie rendue presqu'incurable par les traitemens de la médecine vulgaire. Il se sent appelé à une nouvelle destinée ; il change de carrière, se livre à l'étude de cet art bienfaisant auquel il doit la vie. Pour combattre la médecine ordinaire, il devient médecin ; puis il retourne en Sicile et consacre sa vie et sa fortune à la propagation de sa science chérie. Il convertit les médecins allopathes, établit un dispensaire à Palerme où affluent les malades, et répand à profusion les moyens d'instruction. Enfin, la Sicile est devenue homœopathe, l'hôpital Saint-Jean-de-Dieu à Palerme est dirigé par des sectateurs de la loi des semblables; le but du Docteur Mure est rempli. Il se rend à Paris avec l'intention de former un Institut homœopathique, réunissant l'enseignement théorique et clinique. Bientôt l'esprit actif et bouillant du fondateur ne peut rester en harmonie avec ses confrères coopérateurs de cette belle œuvre, il la laisse à la direction du Docteur Calandra, médecin aussi instruit que zélé.

Le Docteur Mure toujours animé de son esprit de prosélytisme, se rend en 1840 au Brésil, pour y établir une école et répandre l'homœopathie.

Ce ne fut que quatre années après, c'est-à-dire le 2 Juillet 1844, que les bases de l'école de Rio-Janeiro furent posées. Enfin après bien des luttes et des péripéties, le 2 Juillet 1847, quatre ans, jour pour jour, après la mort de l'illustre fondateur de l'homœopathie, le Docteur Mure et tous les professeurs de la nouvelle école fondée au Brésil, célébrèrent ce grave anniversaire en conférant les premiers certificats d'étude, équivalant aux diplômes de Docteur de nos Facultés.

Tel est le tracé historique de la propagation de l'homœopathie, inconnue aux gens du monde et aux médecins qui annoncent partout sa mort prématurée.

En reproduisant ici tant de noms célèbres appartenant à des

médecins de tous les pays, nous avons voulu démontrer par ce seul fait, que l'homœopathie n'est pas un système obscur, produit d'un cerveau malade ou d'un charlatan, comme beaucoup de confrères le répandent si méchamment, mais bien une école réformatrice, fondée sur la logique et l'expérience. Elle a trouvé entière adhésion et assentiment complet sur tous les points du globe. Il est impossible qu'un vertige se soit emparé à la fois de tant de têtes pensantes, et qu'une erreur trouve ,tant de retentissement. N'est-il pas plus naturel de penser que certains scribes et pharisiens de la médecine blâment l'homœopathie, comme ceux de l'évangile blâmaient les actes de la vertu et de la vérité de Jésus-Christ.

Voyons actuellement en quoi consiste cette doctrine, si dédaigneusement traitée par des médecins soi-disant savants, voyons si elle supportera un examen sévère, et méritera enfin de prendre place parmi les bonnes doctrines qui ont honoré la science.

CHAPITRE II.

Les doses infinitésimales de l'homœopathie.

Bien que la question des doses soit, selon nous, tout à fait secondaire dans la doctrine de Hahnemann, nous croyons devoir commencer par son examen. C'est en elle, on le sait, que se résument toutes les attaques dirigées contre l'homœopathie, c'est elle qui a fourni matière aux quolibets de tant de praticiens qui, dans leur ignorance, n'ont pas craint d'établir que la valeur des idées nouvelles était comprise toute entière dans le fait des globules. Pour l'édification de ces esprits si forts et si tranchans, mieux eût valu, sans doute, faire ressortir l'importance des principes de la nouvelle doctrine, mais, pour notre propre satisfaction, et afin de nous mettre en garde contre toute insinuation malveillante, il nous a paru plus convenable de discuter de suite la seule question sur laquelle la critique s'est exercée avec une véritable complaisance.

Nous ne voulons pas nous arrêter à toutes ces arguties banales, ces sarcasmes qui ne prouvent rien, nous nous adressons aux hommes de bonne foi, aux amis sincères de la vérité. Aussi nous n'emploierons pour les convaincre d'autre logique que celle des faits. Car les faits ne permettent pas le doute, puisqu'ils tombent sous les sens; ils parlent d'eux-mêmes et doivent être écoutés, lors même que notre raison les repousse.

C'est par des expériences sur l'homme sain et sur l'homme malade que nous avons cherché à éclaircir la question des doses infinitésimales, et nous pouvons affirmer de la manière la plus positive que les décillionièmes déploient des vertus curatives déterminées, lorsque les médicamens ont été soumis à la préparation homœopathique ; mais cette action n'est pas identique chez tous les sujets, elle est subordonnée à des dispositions particulières de l'organisme qu'il serait difficile de définir à l'avance. Il en est de même pour les médicamens allopathiques qui produisent des effets variables suivant chaque individu ; un demi grain d'émétique, par exemple, est un vomitif suffisant pour l'un et insuffisant pour l'autre ; si l'on réfléchit à cela, cette distinction que nous établissons pour les dôses homœopathiques elles-mêmes, ne paraîtra pas sans doute dépourvue de rationalité.

Ce n'est pas tout. Les homœopathes n'ont jamais attribué aux petites doses des médicamens un pouvoir absolu et non conditionnel contre les maladies, puisqu'ils s'efforcent d'obtenir la plus parfaite analogie dans les moindres détails, les moindres nuances entre la maladie et le médicament ; et pourquoi encore cette précaution ? Parce qu'il est bien constaté que la maladie développe l'impressionnabilité de l'organisme au point que les agents dont la stimulation est nécessaire à l'existence, produisent déjà une sensation douloureuse dans les organes affectés. Ainsi l'œil enflammé ne supporte pas la lumière, l'air qui vivifie les poumons dans l'état normal produit immédiatement une toux violente dans la pneumonie, l'urine passant par le canal irrité, excite de grandes souffrances ; dans l'entérite et la péritonite, le malade ne peut supporter sur le ventre le contact des draps ou de sa chemise ; si donc la sensibilité se développe à un si haut degré, est-il étonnant que les petites doses exercent une action puissante sur les organes ?

La question des individualités qui est incontestable et que nous avons posée, répond encore très bien à l'objection de ceux qui croyant trouver un grand argument contre l'homœopathie, déclarent pouvoir avaler un ou plusieurs flacons de globules sans inconvénient : nous ne nions pas le fait, et nous en tirons les conclusions suivantes : 1° qu'ils se portent très bien ; 2° et qu'il n'existe aucune analogie entre l'état de leur santé et les médicaments avalés; ce fait ne nous semble pas plus extraordinaire, que de voir certains individus rester bien portants au milieu d'une épidémie de variole, de scarlatine, de choléra, de peste même, on en peut dire autant de la gale, de la rage et de la syphilis : si donc, des agents aussi puissants que ceux que nous venons de citer, ne peuvent produire leurs effets sur chaque individu que dans des conditions convenables, peut-on être surpris que les doses homœopathiques ne manifestent leur action que dans certains cas donnés.

Ces observations sur les individualités, s'adressent nonseulement aux détracteurs de l'homœopathie, mais encore à ceux qui se croient les seuls partisans de ce système médical, parce qu'ils sont exclusifs dans l'application des doses, sans réfléchir qu'ils commettent une inconséquence, en oubliant d'abord cette vue importante des individualités qui est l'un des beaux côtés de la nouvelle thérapeuthique, et de plus que le principe homœopathique ne gît pas seulement dans la dose, mais bien dans l'appropriation du médicament au cas individuel. Nous allons prouver notre assertion par la relation de quatre faits de notre pratique dans lesquels un médicament homœopathique a pu se montrer d'abord efficace, ce qui prouve qu'il avait été bien préparé et bien choisi, puis faire ensuite défaut, dans le cas de récidive du mal, lequel céda pourtant à des doses matérielles.

1° Chez un malade, affecté d'un catarrhe bronchique, caractérisé surtout par un chatouillement au gosier qui, revenant par intervalle, provoquait des quintes de toux très-fatiguantes, on administra trois globules de belladone à la 30me dilution ; les symptômes disparurent bientôt ; mais environ un mois après, ce malade éprouva un retour complet de son affection. On eut recours à la belladone, même dose, même dilution qu'auparavant, le résultat fut nul ; deux autres dilutions furent employées également sans succès. Alors la poudre de belladone fut prescrite et la guérison, promptement obtenue, ne s'est pas démentie.

2° Un autre fait de guérison a été obtenu dans des conditions tout à fait opposées ; dans un cas d'angine inflammatoire avec fièvre, rougeur des yeux et de la face. La belladone avait été prescrite à une très-basse dilution, la 6me, à la dose de deux gouttes et n'avait procuré aucun soulagement ; la 200^{mc} dilution enleva la maladie comme par enchantement. Que conclure de ces deux faits obtenus avec des doses si différentes ? Si non qu'il faut nécessairement admettre les dispositions particulières des organisations, qu'il est difficile de définir à l'avance, et que le tact du médecin, sa connaissance du tempérament de l'individu soumis à son observation sont souvent le meilleur guide dans la recherche de la dilution la plus convenable à administrer.

3° Mme Ch. avait été traitée et guérie par moi d'une maladie chronique grave avec des médicaments portés à la 30me et même 200me dilution, c'est-à-dire au décillionième et moins. Quelques années après, cette dame fut atteinte d'une angine membraneuse avec fièvre, suffocation, raucité de la voix, etc. Nous prescrivîmes le sulfure de potasse à la 15me dilution ; la maladie ne cédait pas ; le lendemain j'ordonnai deux autres dilutions sans plus de succès ; alors, sans hésitation, je prescrivis le même médicament à la dose de quelques grains à la fois de la substance elle-même ; à la troisième prise le mal a cédé pour ne plus revenir.

4° Nous parlerons d'un fait tout récent de notre pratique. Nous venions de guérir en peu de temps une *névralgie faciale*, chez une personne atteinte de ce mal depuis quelques années. Cette dame, dans son admiration et sa reconnaissance, parle de sa guérison à une de ses amies souffrante d'une affection analogue. Je fus appelé, et je prsecrivis bryonia le matin, rhus toxicodendron le soir, à la dose de quatre globules de la 30e dilution. Deux jours après, quand je renouvelai ma visite, je trouvai la pauvre patiente dans un état d'agitation difficile à décrire ; exaspérée par la douleur, elle me déclara avec aigreur que ces remèdes la tueraient, que *les chevaux seuls pourraient supporter de tels remèdes*. Patience lui dis-je, vous allez être guérie ; en effet, peu après la douleur cessa. Mais cependant, la 16e partie d'un décillionième de grain me valut cette apostrophe !

Si nous voulions discuter dans tous ses détails la question

des doses, et appuyer par des faits de notre pratique notre manière d'envisager la question, il nous faudrait un volume.

Nous voulons établir qu'il nous semble déraisonnable de vouloir prononcer exclusivement entre les doses infinitésimales et les doses massives. Nous disons ceci : dans la grande majorité des cas les doses infinitésimales suffisent à la guérison, par la raison que l'action d'un médicament ne se mesure point par son poids, comme le dit Broussais.

Quand, pour condamner un fait, vous viendrez dire qu'il est extravagant, blessant pour la raison, nous pourrons vous répondre : Qu'est-ce que la raison, en face d'idées nouvelles, tout à fait opposées à celles qui sont admises par tout le monde ? Ce mot prétentieux, n'a-t-il pas signifié, trop souvent, orgueil, préjugé, ignorance ? La raison, qui, à diverses époques, s'acharna contre les découvertes de Galilée, de Fulton, de G. Harvey, de Mesmer, celle qui s'inscrivit si longtemps en faux contre l'immortel Jenner pour sa découverte de la vaccine ; et la raison actuelle qui ouvre ses portes à ces extravagances, à ces absurdités d'autrefois ; ces deux raisons si différentes, ont-elles la même valeur à vos yeux ? Profitez des leçons du passé, ne soyez pas si prompts à juger et à condamner. A l'égard de l'homœopathie, il pourrait bien arriver que votre raison d'aujourd'hui ne fût pas celle de demain, et vous comprendriez un peu tard que la raison absolue n'est qu'un vain mot.

Les motifs d'incrédulité qu'ont soulevé les petites doses ont lieu d'étonner, surtout aujourd'hui. En effet, bien que théoriquement et scientifiquement la matière soit divisible à l'infini, certains esprits frondeurs pouvaient regarder cette opinion comme purement spéculative, mais impossible à démontrer comme

incontestablement vraie, par la présence irréfragable de la
matière. A cette objection, les homœopathes avaient répondu
que si, arrivés à une certaine limite de division, les corps ne
laissaient plus de traces, il fallait en accuser l'insuffisance de nos
moyens grossiers d'investigation chimique; l'avenir est venu
montrer qu'ils avaient raison ; les recherches de spectro-chimie
de MM. Kirchhoff et Bunsen ont démontré la présence de la
matière à un état de division bien plus considérable que celle
des préparations homœopathiques. Tout le monde sait qu'ils ont
fini par découvrir un corps tout à fait inconnu dans la science,
qui avait échappé aux moyens les plus précis d'investigation
connus jusqu'alors; ils en ont rassemblé les traces, on peut dire
les atômes, de manière à former une masse tangible qui a reçu
le nom de thallium.

Maintenant, rappelons-nous que les maladies sont de nature
dynamique, c'est-à-dire reposent sur la théorie incontestable du
dynamisme vital, autrement dit les propriétés vitales, le vitalisme : et non pas sur le solidisme ou l'humorisme qui en
définitive aboutissent à un matérialisme abject, dégradant pour
l'espèce humaine. S'il est vrai donc que les maladies soient
d'essence dynamique, elles ne peuvent être efficacement com-
battues que par des agents de même nature. Ces corps de la
nature ne sont pas de la matière inerte comme on le comprend
généralement; les végétaux manifestent leur existence par des
phénomènes différents de ceux des animaux ; il en est de même
pour le règne minéral; les phénomènes de composition et de
décomposition qui s'opèrent dans ces corps sont l'expression
d'une autre manière d'être, ou de vivre des minéraux.

C'était la pensée du fondateur de l'homœopathie. Il chercha
donc le moyen de dégager la force latente inhérente à la matière

afin de lui laisser sa liberté d'action. C'est aux triturations, aux dilutions et surtout au frottement qu'Hahnemann eut recours pour obtenir ce résultat ; et c'est à eux qu'il attribue l'exaltation des vertus dynamiques des substances préparées homœopathiquement.

Cette idée s'appuie sur l'observation de phénomènes connus de tout le monde, et dans lesquels les forces physiques, internes et latentes des corps de la nature, sont rendues sensibles à l'aide de ce moyen mécanique. Ainsi, l'on voit le frottement répété de deux plaques métalliques l'une contre l'autre, donner lieu à un développement de calorique suffisant pour échauffer une chambre. Ainsi, le frottement rapide de deux silex, en fait jaillir des étincelles, contenues virtuellement dans ces corps, et sont capables d'enflammer une matière facilement combustible, l'amadou par exemple. La corne, l'ivoire, les os, sont inodores par eux-mêmes ; mais dès qu'on les frotte ou qu'on les lime, ils commencent à répandre de l'odeur, et finissent même par en exhaler une insupportable. L'ambre, la cire d'Espagne, dépourvues de force apparente dans l'état ordinaire, deviennent électriques par le frottement, et c'est même ce qui a conduit à la découverte de l'électricité et lui a donné son nom.

Ces exemples, nous le reconnaissons, ne démontrent pas que le frottement puisse développer d'une manière persistante et durable les vertus dynamiques des substances naturelles. Cependant on peut le présumer avec quelque raison, quand on voit des substances auxquelles on ne reconnaissait pas de propriétés médicinales, acquérir par ce moyen une énergie surprenante. La sepia, l'argent, le platine, le charbon, la silice sont sans action appréciable sur l'homme dans leur état ordinaire et lorsqu'ils sont libres de toutes combinaisons. Lorsqu'on les soumet aux triturations et aux dilutions, ils acquièrent une force médicinale bien caractérisée.

La possibilité d'action des doses infinitésimales a été expliquée au point de vue physique et chimique par M. Poudra, professeur à Paris, en 1842. Nous avons rapporté cette explication dans notre opuscule intitulé : *Conversion d'un Médecin.* Nous y renvoyons le lecteur.

Maintenant, comment se fait la préparation des médicaments homœopathiques? Comment Hahnemann est-il arrivé à l'emploi des globules?

Nous avons montré qu'en détruisant la cohésion des molécules des corps, on donnait ainsi à la force qu'ils recèlent la possibilité d'agir, et de faire subir au corps humain qui les a assimilées, les modifications inhérentes à leur nature, c'est-à-dire, les symptômes indicateurs de leur action. Maintenant, comment Hahnemann a-t-il été conduit à l'emploi de ces doses ? Quelle voie a-t-il suivie pour arriver à un état de division si extrême?

Ayant par le raisonnement, établi le dynamisme réciproque de la maladie et du médicament, il chercha qu'elle était la moindre dose matérielle d'un remède qu'il pût donner avec fruit, c'est-à-dire comme modificateur guérissant un symptôme morbide. Pour les liquides, l'extrême limite était une goutte entière ; pour les solides, un demi grain, un quart de grain tout au plus. Remarquant des aggravations avec ces doses, il s'est alors avisé de mêler et d'agiter une goutte de remède liquide avec cent gouttes d'alcool ; de ce mélange il a donné une goutte, et dans

les cas favorables il lui a paru que cette dose pouvait encore
être diminuée pour arriver à la limite de l'action qu'il n'a jamais
atteinte, et d'essai en essai il est arrivé à répéter le mélange
jusqu'à dix fois.

C'est donc par l'expression des sucs des plantes, par leur
long broiement et une forte trituration des substances minérales
et autres corps solides, puis par la succussion (les secousses)
dans l'alcool, qu'Hahnemann est parvenu à préparer les teintures mères qui servent à opérer les diverses dilutions avec lesquelles on imprègne les globules.

Une goutte de teinture mère mêlée avec quatre-vingt-dix-
neuf gouttes d'alcool (esprit de vin), forme la première dilution.
On procède de même pour obtenir la deuxième dilution, en
mêlant une goutte de la première dilution avec quatre-vingt-
dix-neuf autres gouttes d'alcool, et ainsi de suite pour les
autres dilutions; on imprègne cent globules de sucre de lait de
la grosseur d'une graine de pavot avec chacune de ces teintures,
et on les administre depuis la trentième dilution jusqu'à la première, suivant l'exigence des cas et le jugement du médecin.

Voilà ce qu'on appelle *les doses infinitésimales !* C'est
contre cette division à l'infini des médicaments, que les homœopathes seuls comprennent, que l'on a versé à pleines mains le
ridicule. Et cependant avons-nous jusqu'ici quelques notions
certaines, exactes, sur ce que nous appelons la force médicamenteuse ? Est-il prouvé qu'elle s'exerce en raison directe de la
masse des corps médicamenteux employés? Nous avons établi
par des exemples que cette loi était subordonnée à la question
des individualités.

Quant à l'explication qu'on peut donner de la guérison des maladies par la méthode homœopathique, elle importe peu, car la valeur des faits ne saurait lui être subordonnée. Voici l'explication la plus probable : L'unité de la vie ne permet pas que l'organisme vivant puisse être affecté simultanément de deux désaccords généraux semblables, et il faut que l'affection dynamique qui constitue la maladie cesse dès qu'une seconde puissance semblable, celle du médicament, qui est plus forte, agit sur lui. C'est, en quelque sorte, dit-on tous les jours, une substitution de la maladie artificielle à la maladie naturelle. Cependant cette explication n'est pas l'expression de la vérité. Il ne s'agit. en aucune façon, de substituer un mal à un autre, de faire ce que certains allopathes de renom ont consacré par le nom de médecine substitutive ; il s'agit bien seulement de modifier les manifestations morbides d'un appareil par un agent qui ait prise sur lui, et d'accélérer ainsi l'issue de la maladie. Mais il est curieux de voir un médecin allopathe, écrivant en 1833 sur l'homœopathie, avoir parfaitement compris : *que l'action des médicaments homœopathiques devant s'exercer sur des organes souffrants*, leurs doses doivent toujours *être plus ou moins minimes* ; il suffit *que leur action dépasse de quelque chose, ou tant soit peu, l'action de la maladie.* (Joly.)

Pour que la modification médicamenteuse puisse s'effectuer, il faut, nécessairement, qu'elle soit plus forte que la maladie; et cette condition peut se réaliser dans tous les cas, parce que les médicaments ont, pour modifier la force vitale, une puissance bien plus efficace que celle d'aucun agent morbide ou pathogénique. En effet, de toutes les influences morbides, telles que l'action du froid, de l'humidité, des souffrances morales, des miasmes, etc., etc., aucune ne sévit infailliblement sur tous les individus qu'elle atteint, tandis qu'il n'est pas d'organisation humaine qui résiste à un médicament quelconque, dont la dose est suffisamment élevée. Or, il dépend toujours de nous de porter les doses à un degré nécessaire.

Au reste, ce n'est pas par des raisonnements plus ou moins subtils que l'on parviendra à démontrer la possibilité d'action de ces doses. Mais il faut céder à l'évidence des faits, et c'est ce que nous avons tâché d'établir par ceux que nous avons cités, et dont il eut été facile d'augmenter le nombre, si nous n'avions craint de fatiguer nos lecteurs.

CHAPITRE III.

Examen comparé des bases sur lesquelles l'Homœopathie et l'Allopathie sont fondées.

> La science qui instruit et la médecine qui guérit, sont fort bonnes sans doute ; mais la science qui trompe et la médecine qui tue, sont mauvaises: apprenons donc à les distinguer.
>
> (J.J. Rousseau).

Depuis Galien, la loi des contraires a cours dans la science ; en opposition à cette loi, Hahnemann est venu formuler la loi des semblables.

Tous les systèmes qui se sont dits rationnels se sont rattachés au premier de ces axiômes, qui, au premier abord, semble très naturel ; en effet, quoi de plus simple que de combattre le chaud par le froid, le sec par l'humide, la tension des fibres par un moyen relâchant, l'épaississement des humeurs par des délayants, etc., etc.

Outre l'axiôme des contraires, il existe encore un autre principe également vieux dans la science, c'est le principe de la thérapeutique indirecte ou révulsive. Ces deux principes ont pour eux l'autorité de la raison et de la tradition, mais ils sont cependant insuffisants pour donner l'explication des faits empiriques dont la science médicale fourmille ; sans rien préjuger donc pour ou contre les principes de la thérapeutique actuelle, on peut dire qu'ils sont insuffisants.

D'un autre côté la formule des semblables adoptée par Hahnemann est issue, comme les autres, de l'observation ; elle a aussi pour elle l'autorité de la tradition. La science possède aussi à cet égard des faits authentiques, mais qui ne devaient conduire à une induction, à un fondement de doctrine, que du jour où ils seraient soumis à la pénétration d'un homme de génie. Sans doute, nous le savons, et nous ne saurions trop le répéter, on avait dit avant Hahnemann, que les guérisons s'obtiennent par des semblables, nous citerons plus tard les principaux auteurs qui en ont parlé ; mais la gloire de l'avoir formulé comme méthode générale appartiendra toujours à Hahnemann. Pour bien faire comprendre son axiôme médical, il faut dire : *une maladie connue doit guérir par le médicament qui, chez l'homme sain, développerait une maladie analogue.*

Ceci étant posé, ouvrons les ouvrages classiques de l'école, et voyons ce qu'ils nous présentent.

En considérant les cadres nosologiques, on s'étonne des ordres restreints auxquels la science a réduit le nombre des maladies dont notre espèce peut être affligée. En admettant que ces classifications soient fondées en raison, la pathologie paraît alors une science ayant ses principes et ses ordres aussi bien établis que ceux de la botanique ou de toute autre branche de l'histoire naturelle ; en effet, tout cela est fort beau dans nos livres.

Cependant, quand on laisse un ouvrage classique auquel une célébrité a attaché son nom, pour passer à un autre également admis dans nos écoles, on est bientôt surpris de ne pas trouver dans celui-ci les classifications rationnelles que le premier avait offertes. On se demande comment dans une science d'observation, les mêmes objets ont pu se montrer si différents pour chaque observateur ; par quelle subtilité d'esprit, par exemple, ce qui était trouble nerveux pour l'un, est devenu irritation ou inflammation pour l'autre ; pourquoi un auteur admet des altérations humorales qu'un autre repousse.

Que l'on parcoure tous les ouvrages des médecins, anciens ou modernes, on rencontre toujours ces contradictions.

Quelle peut donc être la valeur de la thérapeutique actuelle, si c'est à cette source, à ce dédale qu'elle va puiser ses indications.

Ainsi, au beau temps de la doctrine physiologique, l'estomac et l'intestin étaient le théâtre où s'opéraient primitivement toutes les altérations maladives ; tout était gastroentérite, comme tout était irritation.

Ces principes basés sur un solidisme exclusif, subirent bientôt le sort des principes humoristes de Brown qu'ils avaient combattus et remplacés ; on en vient à dire avec Bichat, que toute physiologie exclusive de solidisme ou d'humorisme est un véritable contresens pathologique ; alors pour ne pas rechercher lequel des éléments solide ou humoral joue le rôle principal dans les maladies, on admet qu'il faut tenir compte d'autre chose que de la matière, alors on porte ses idées vers le dynamisme vital.

Ces termes sont ceux auxquels s'arrêtent les éclectiques, c'est-à-dire la majorité du corps médical.

A première vue, ces principes de conciliation satisfont l'esprit et la raison ; mais cependant il n'en peut être ainsi, car, dans les divers cas de maladie, l'éclectisme détermine le choix de ses remèdes par une induction illégitime, tout à fait en dehors de l'observation pure et simple qu'elle a pris pour guide. C'est surtout en appliquant ces principes que l'on en voit ressortir toute la vanité et le vide. Nous pourrions citer un grand nombre d'exemples, nous nous arrêterons à celui dont le souvenir est encore saisissant pour tous les esprits, au *choléra*. Quelles connaissances positives la science a-t-elle recueillies de la nature et du siége de cette affection ? qu'est-ce que le *choléra* pour l'école actuelle ?... C'est à la fois une *gastroentérite*, une *névrose*, une *maladie humorale*, un *empoisonnement miasmatique*, toutes choses qui, d'après la signification des mots en pathologie, n'ont pas entr'elles plus de ressemblance que le jour n'en a avec la nuit !

En voyant nos praticiens soumis, dès l'école, à ces contradictions, faut-il s'étonner qu'au lit des malades les satires de Molière conservent encore toute leur force et toute leur vérité.

Pourquoi néanmoins la médecine vulgaire trouve-t-elle encore des partisans, même quand elle est malheureuse et funeste ? Pourquoi ? La réponse est facile; parce que pour un homme qui pense logiquement, il y en a quatre-vingt-dix-neuf qui ne réfléchissent pas ou qui réfléchissent mal ; ainsi, un bon nombre de braves gens se font une idee médicale à leur portée, ils se croient, par exemple, obstrués ou replets; donc il faut les nettoyer, les purger, les faire vomir, les saigner; pour eux, c'est clair, c'est évident, leur intelligence ne va pas plus loin. Ainsi, sans cela, pour eux, point de médecine possible ; malheur à celui qui ose leur parler des lois compliquées de l'organisation, des forces vitales, etc.

CHAPITRE IV.

Doctrine de Hahnemann.

Numquid lex nostra hominem judicat, nisi priùs audierit ab ipso et cognoverit quid faciat?
Est-ce que notre loi juge un homme sans l'entendre, et sans connaître ce qu'il fait ?
S_T-J_{EAN}.
Chap. vii, vers 51.

L'homœopathie, elle, ne nous éblouira pas par un étalage prétentieux de tableaux de maladies ; au lieu d'interpréter et de raisonner ce que vous ne pouvez comprendre, elle vous force à étudier chacun des cas individuels dans ses causes et ses symptômes. En un mot, la doctrine d'Hahnemann repose sur l'existence d'un principe vital, conservateur intelligent de l'organisme. Au reste, laissons-le parler lui-même et voyons ce qu'il dit :

« L'être vivant est animé par une force immatérielle qui
» en régit les fonctions ; cette force est impénétrable dans son
» essence et se révèle seulement par les phénomènes de la vie·
» Mais ces phénomènes, étant produits par la force vitale, ne
» sauraient présenter le moindre trouble qui n'ait eu, pour
» point de départ, une modification survenue dans l'action de

» cette force ; donc, tout phénomène maladif, tout symptôme,
» toute maladie, suppose une modification de la force vitale,
» et cette modification est toute aussi impénétrable que la force
» vitale elle-même. » (Hahnemann).

Ainsi le trouble dans les fonctions, dans les organes, dans
l'organisme entier, n'est que le résultat de la lésion de ce principe vital. C'est lui qu'il faut ramener à l'état normal par une
médication simple et appropriée.

C'est absolument la doctrine hyppocratique tout entière,
car Hyppocrate admet un principe vital régissant avec ordre
l'organisme ; il avait entrevu la loi des semblables, car il a écrit :
« *Vomitus vomitu curatur*; (*le vomissement guérit par le
vomissement*). Il y a des maladies dont la cause et le remède
sont de même nature ou homogène.* » Or, voyez combien ce
mot homogène est proche parent du mot homœopathique.
Comme Hyppocrate, Hahnemann s'attache beaucoup plus à
étudier les symptômes, la marche, l'issue des maladies qu'à en
rechercher *follement* les causes prochaines ou l'essence, c'est-
à-dire l'altération des solides ou des humeurs. Il sait, comme
Hyppocrate, qu'il existe trois voies différentes de traitement ;
1° s'en rapporter au hasard (médecine expectante); 2° entraver
ou contrarier la nature (médecine des contraires); 3° l'aider en
l'imitant (médecine des semblables). C'est ce dernier parti
qu'Hahnemann préfère toujours, et, en aidant la nature, il
suit manifestement les traces d'Hyppocrate.

En effet, en opposant à la maladie le remède qui de lui-
même la produirait, Hahnemann active la marche de la maladie, il en favorise les crises et l'issue, il aide donc la nature au

lieu de la contredire et de l'entraver. Comme Hyppocrate, Hahnemann emploie les médicaments non composés, n'en prescrit qu'un seul à la fois, il ne fait donc rien qui ne puisse parfaitement s'adapter aux fondements de la médecine hyppocratique.

Si cette similitude entre les deux doctrines est frappante, que dire quand on considère que le même principe a toujours guidé les hommes les plus remarquables de toutes les époques, et que le vitalisme est la base des meilleures doctrines médicales qui se sont succédées jusqu'à nos jours. Paracelse. Van-helmon, Boerhave, Haller, Stahl, Sydenham, Morgagni, Borelli, Hoffmann, fondèrent leurs travaux sur ce principe vital ; c'est encore la doctrine de la célèbre école de Montpellier. C'est encore celle des hommes illustres plus rapprochés de nous et celle de notre siècle. Bordeu, Barthez, Chaussier, Pinel, Bichat, Broussais avaient-ils d'autre base de leurs savants écrits ? Peu importent les nuances, les divergences d'opinion, les erreurs de développement, le principe vital est toujours le point d'appui des doctrines médicales qui ont le plus de valeur. Hahnemann, sous le rapport de la théorie, marche donc d'accord avec les hommes les plus remarquables de toutes les époques.

Quant à l'application de la loi des semblables, elle constitue une méthode en opposition avec celles généralement suivies jusqu'à ce jour. L'homœopathie ne cherche ni à pallier ni à dériver, elle ne préjuge rien sur l'essence de la maladie ; elle s'adresse directement à ses symptômes et lorsqu'elle les a fait disparaître, les organes reprenant leurs fonctions, le malade se trouve naturellement guéri.

Bien que des médecins de tous les temps aient employé

celte méthode d'une manière empirique, c'est bien néanmoins
une innovation dans la science de l'avoir posée comme méthode
générale. Nous avons dit qu'Hyppocrate avait reconnu que la
maladie et le remède devaient être de même nature ou homogène, d'autres encore ont fait l'application de la loi des semblables en traitant leurs malades.

Stahl, est celui qui a exprimé le plus nettement sa conviction sur ce point, (voir la *Conversion d'un Médecin*, à ce sujet).
Haller recommande l'emploi des médicaments sur l'homme
sain avant d'en faire usage sur l'homme malade. Bichat avait
entrevu la nécessité d'expérimenter les médicaments sur
l'homme normal avant de les appliquer à l'homme malade,
car il considérait les propriétés vitales comme cause des phénomènes physiologiques et pathologiques, et voulait que les
agents médicamenteux fussent dirigés contre ces propriétés
vitales ; Baglivi pense de même,

Barbier, d'Amiens, dans son estimable ouvrage de matière
médicale, a dit : « L'examen des effets physiologiques des
» remèdes, est une matière tout à fait négligée, elle est d'une
» grande importance, et aura une grande influence sur le per-
» fectionnement des méthodes de traitement. » Cet auteur met
en regard les effets de quelques médicaments sur l'homme sain
avec les effets produits sur l'homme malade.

Ces citations prouvent jusqu'à l'évidence qu'Hahnemann
ne marchait pas dans le sentier de l'erreur. Du reste, cette
méthode a reçu l'approbation d'hommes judicieux qui l'ont
étudiée avec soin et la mettent en pratique.

MM. Jourdan et Isidore Bourdon, membres de l'Académie de Médecine, lui ont rendu justice dans leurs écrits.

M. Andral (1835, Bulletin de Thérapeutique), entrevoit des conséquences immenses qui pourraient résulter des faits publiés par Hahnemann, en leur imposant même l'exagération si facile, dit-il, aux théoriciens.

Broussais, d'illustre mémoire, qui attaqua avec une grande énergie toutes les erreurs médicales, écrivant en 1828 sur la doctrine d'Hahnemann, dit que l'humanité lui devra de la reconnaissance. Il ajoute, à l'égard des médicaments, que leur action ne se peut calculer d'après leur poids et que leur force n'est pas en raison de leur quantité (Examen des doctrines).

Mais l'homœopathie a surtout été célébrée publiquement, dans la chaire de l'enseignement allopathique, par deux professeurs du plus grand mérite, et qui ont eu le courage de secouer le préjugé et l'esprit de coterie.

Le docteur Botti, dans son discours de rentrée, prononcé publiquement à la Faculté de médecine de Gênes, n'a pas craint de ranger la doctrine des semblables au même rang que les bonnes doctrines médicales qui ont rendu le plus de services à l'humanité, pour sa découverte de la loi des semblables, et surtout pour l'atténuation des doses des médicaments.

Voici maintenant les paroles du professeur d'Amador.

Elles empruntent leur importance autant des talents éminents
et reconnus de celui qui les a prononcées que de ce qu'elles
l'ont été dans la chaire même de l'enseignement de la deuxième
Ecole de France (l'Ecole de Montpellier) : « Pratiquement,
» l'homœopathie est une méthode de plus à ajouter aux autres
» méthodes existantes, mais méthode qui surpasse générale-
» ment les autres. C'est un chemin de plus, mais plus droit,
» mais sur lequel on marche avec plus de sécurité, de célérité,
» de commodité même ; ce chemin n'efface pas les voies
» anciennes, mais il conduit plus vite et mieux au but. Théori-
» quement l'homœopathie est pour nous une doctrine congé-
» nère avec le vitalisme, que dis-je, c'est le vitalisme lui-même,
» largement appliqué à la thérapeutique. La thérapeutique
» nouvelle s'adresse aux forces de la vie pour guérir la maladie,
» comme la pathologie vitaliste étudie ses forces pour conce-
» voir sa formation. La doctrine de la vitalité a toujours
» professé ce grand principe, qu'avant toutes choses les forces
» vitales étaient la source originelle de la maladie ; il fallait
» aussi, avant toutes choses, que ce fût aux mêmes forces que
» s'adressât l'agent qui devait détruire la modification morbide.
» Pour trouver la vérité complète, et ravir à l'Allemagne cette
» belle gloire, il n'a manqué au vitalisme de Montpellier que
» de trouver moyen de dégager des agents médicamenteux les
» forces vives qu'ils recèlent ; *c'est là ce qu'a fait Hahne-*
» *mann par le grand principe des atténuations des subs-*
» *tances. Par cette grande et belle découverte, il a largement*
» *agrandi la sphère du vitalisme, et qui plus est, donné à*
» *cette doctrine une base pratique désormais à l'abri du*
» *doute.* »

Nous pouvons donc conclure, d'après les témoignages
ci-dessus, rendus à la doctrine des semblables, qu'Hahnemann

guidé par le même principe, ayant aussi pour base le même point de départ que tous les hommes célèbres, est un homme remarquable, un chef de doctrine instruit, sage et intelligent; qui aura rendu un service immense à la science, encore plus à l'humanité en les dotant d'une doctrine médicale que soixante années d'expérience n'ont point encore démentie. Enfin , Hahnemann est un homme de génie auquel la postérité rendra un jour la justice la plus éclatante.

Nous avons esquissé à grands traits, trop rapidement peut-être, les principes, les bases des deux doctrines médicales. Nous aurions voulu entrer dans plus de détails ; nous nous sommes abstenu de le faire, nous avons craint d'aborder des questions qui ne sont pas familières à tout le monde. Nous avons voulu être clair ; nous désirons surtout que l'on comprenne bien que la médecine homœopathique n'est point une médecine à secrets, de charlatan, pour exploiter la crédulité du public. Cette médecine repose sur la tradition, sur l'autorité des faits sanctionnés par le temps, en un mot, sur la vérité, et telle a toujours été notre devise : *Vitam impendere vero.*

CHAPITRE V.

Appréciation des Médicaments Homœopathiques
et Allopathiques.

Fiat lux.
Que la lumière soit faite.
GENÈSE.

Maintenant que nous connaissons les doses infinitésimales, ainsi que les bases sur lesquelles s'appuient les deux doctrines médicales, il nous faut avoir la connaissance des agents à mettre en usage; savoir quelle voie on a suivie pour pouvoir déterminer leur emploi dans telle ou telle maladie, dans tel ou tel groupe de symptômes formant une maladie, c'est ce qu'on appelle *la matière médicale.*

L'homœopathie se distinguant de l'école actuelle par sa manière d'étudier les maladies, par un plus grand soin dans l'observation des symptômes, par le rejet formel de toute hypothèse sur la nature des altérations morbides; elle doit nécessairement différer de l'allopathie sur la question de savoir comment

4

on peut arriver à connaître la vraie puissance des substances médicamenteuses. Ici les avantages de la méthode homœopathique nous paraissent incontestables.

L'école actuelle, et toutes celles qui ont prétendu se rattacher au *rationalisme* ont toujours cherché à baser le traitement des maladies sur leur nature supposée ; prenant donc pour guide le principe *contraria contrariis*, elles ont cru trouver des rapports certains entre la nature des modifications morbides et le mode d'action des substances destinées à les combattre. Ainsi les médecins chimistes ou alchimistes, qui attribuaient la plupart des maladies à un vice alcalin, acide ou salin du sang, employaient avant tout les moyens chimiques eux-mêmes. Ainsi, l'on a combattu, successivement, l'excès de tonicité des fibres, leur relâchement, l'épaississement du sang, l'irritation. les spasmes, etc., etc., par des moyens auxquels on attribuait des vertus ou propriétés opposées à la modification intérieure qu'il fallait corriger ; ces vertus ou propriétés des médicaments étant elles-mêmes hypothétiques, il s'ensuivit forcément que l'on vit attribuer tour-à-tour à la même substance des propriétés fort différentes, quelquefois même opposées entr'elles, suivant la théorie actuellement régnante. Ainsi, le musc lui-même a pu un instant être rangé au nombre des *antiphlogistiques*, par Marcus, qui voulait appliquer la théorie de l'inflammation aux maladies les moins inflammatoires. Ainsi, les auteurs de matière médicale sont loin de s'accorder entre eux, lorsqu'il s'agit de rattacher uue substance médicamenteuse à telle ou telle de leurs médications générales.

Pour prouver à ceux qui n'accepteraient nos paroles que comme de vaines déclamations, nous allons leur rappeler le jugement exprimé par Bichat lui-même sur cette question :

nous mettrons à profit la verve de son style et l'autorité de son génie.

« A quelles erreurs ne s'est-on pas laissé entraîner dans
» l'emploi et la dénomination des médicaments? On créa des
» désobstruants, quand la théorie de l'obstruction était en
» vogue. Les incisifs naquirent quand celle de l'épaississement
» des humeurs lui fut associée. Les expressions de délayants,
» d'atténuants et les idées qu'on leur attacha, furent mises en
» avant à la même époque. Quand il fallut envelopper les
» âcres, on créa les invisquants, les incrassants, etc. Ceux qui
» ne virent que tension ou relâchement dans les fibres : que
» *laxum* et *strictum*, comme ils disaient, employèrent les
» astringents et les relâchants; les rafraîchissants et les
» échauffants furent mis en usage surtout par ceux qui eurent
» spécialement égard, dans les maladies, à l'excès ou à dé-
» faut de calorique, etc.

» Des moyens identiques ont eu souvent des noms diffé-
» rents, suivant la manière dont on croyait qu'ils agissaient.
» Pour l'un désobstruant, relâchant pour l'autre, rafraîchissant
» pour un autre, le même médicament a été tour-à-tour em-
» ployé dans des vues toutes différentes et même opposées;
» tant il est vrai que l'esprit de l'homme marche au hasard
» quand le vague des opinions le conduit.

» Il n'y a pas eu en matière médicale de systèmes géné-
» raux ; mais cette science a été tour à tour influencée par
» ceux qui ont dominé en médecine; chacun a reflué sur elle,
» si je puis m'exprimer ainsi. De là, le vague, l'incertitude
» qu'elle présente aujourd'hui. Incohérent assemblage d'opi-

— 52 —

» nions elles-mêmes incohérentes, elle est peut être de toutes
» les sciences physiologiques, celle où se peignent le mieux les
» travers de l'esprit humain; que dis-je? Ce n'est point une
» science pour un esprit méthodique, c'est un assemblage
» informe d'idées inexactes, d'observations puériles, de moyens
» illusoires, de formules aussi bizarrement conçues que fasti-
» dieusement assemblées. On dit que la pratique de la méde-
» cine est rebutante; je dis plus, elle n'est pas, sous certains
» rapports, celle d'un homme raisonnable, quand on en puise
» les principes dans la plupart de nos matières médicales, etc. »

(Bichat. *Anatomie générale, Considérations générales.*)

Ce jugement est-il assez sévère, assez explicite? et peut-
on blâmer les praticiens qui vont chercher ailleurs des renseignements? Ne prescrit-il pas la reconnaissance pour l'homme
de génie qui a pu entreprendre de reconstituer la matière médicale sur de nouvelles bases?

Jusqu'à Hahnemann, les médicaments n'ont été étudiés
que sur l'homme malade.

Toutes les méthodes se sont résumées dans ces deux principes également faux; déterminer les propriétés des médicaments d'après la nature des maladies contre lesquelles ils se
montraient salutaires; ou bien, conclure à l'inverse, des propriétés supposées des médicaments, à la nature des maladies.
Cette étude, procédant d'une induction purement hypothétique,
il ne faut pas s'étonner que la matière médicale ait abouti à
cette pénurie, à cette ignorance où nous la voyons.

Hahnemann, au contraire, est venu établir en principe :

que, s'il est une matière médicale qui détermine avec certitude l'emploi des substances médicamenteuses, ce doit être celle qui s'abstient de toute conjecture et de toute assertion vague, relativement aux vertus dont elles sont douées, et qui se contente d'indiquer les symptômes que les médicaments produisent sur le corps humain. Conséquent avec ce principe, il repousse les expériences sur les malades, *experimentum in animâ vili*, dans lesquelles les effets d'un médicament se confondent toujours avec ceux de la maladie, ce qui ne permet pas de les distinguer les uns des autres. Il n'admet que les expérimentations pures, c'est-à-dire sur l'homme sain. Il veut que ces expérimentations soient faites sur des personnes d'âge, de sexe, de constitution différents, afin de pouvoir préciser les effets constants, et les distinguer de ceux qui ne sont qu'accidentels. Il veut que le sujet d'expérimentation soit dans un état de santé parfaite, qu'il éloigne de lui les influences capables de mêler leurs effets à ceux de la substance expérimentée.

Ce n'est pas tout encore. A la méthode vicieuse d'étudier les médicaments sur l'homme malade, l'allopathie en joint encore une autre non moins erronée, et dont l'inconvénient a été compris plus d'une fois avant Hahnemann ; nous voulons parler du mélange des médicaments. Quand un médecin prescrit à son malade une tisane simple et quelquefois composée, quand il la fait accompagner d'une potion dans laquelle il associe *une base, un excipient*, un ou plusieurs *adjuvants, un correctif* ; est-il possible qu'il distingue les effets produits par telle ou telle substance ? Sans parler des altérations que ces mélanges doivent faire éprouver aux médicaments, lors même qu'il ne se passe entr'eux aucune réaction chimique, qui pourrait calculer les résultats du croisement, de l'opposition ou de la coopération des propriétés particulières à chacun des médicaments.

N'est-ce pas le cas de dire avec Montaigne : « De tout cet amas,
» ayant fait une mixture de breuvage, n'est-ce pas quelqu'es-
» pèce de rêverie d'espérer que ces vertus s'aillent divisant et
» triant de cette confusion et mélange, pour courir à charges
» si diverses? Je craindrais infiniment qu'elles perdissent ou
» échangeassent leurs étiquettes et troublassent leurs qua-
» lités. »

Hahnemann condamne d'une manière aussi formelle ces
associations de médicaments. Il prescrit l'emploi des substances
simples, soit chez les malades, soit dans les expérimentations
ayant pour but de faire connaître leur puissance. « N'est-il pas
» absurde, dit-il, d'attribuer un effet à une force, tandis qu'il y
» avait en jeu, dans le même temps, d'autres forces qui souvent
» ont contribué plus qu'elle à le reproduire ? Il ne serait pas
» plus ridicule de nous dire qu'on a découvert un aliment
» d'excellente qualité dans le sel de cuisine ; qu'on l'a prescrit
» avec succès à un homme demi-mort de faim qui s'en est
» trouvé sur le champ restauré comme par miracle, et que la
» formule à suivre en pareil cas est celle-ci : Prenez une demi-
» once de sel marin, principale substance de votre recette ana-
» leptique (réconfortante), faites dissoudre ce sel, selon les règles
« de l'art, dans suffisante quantité d'eau bouillante, à titre d'ex-
» cipient ou de véhicule, ajoutez pour correctif un bon morceau
» de beurre, puis, pour adjuvant, une livre de pain coupée par
» tranches minces, et donnez le tout à la fois, après avoir bien
» remué. On serait tout aussi fondé à dire que le sel fait la
» base de cette soupe, que le beurre et le pain n'y sont que
» des accessoires, et que, préparée ponctuellement d'après la
» formule, elle ne manque jamais son effet salutaire. »

Telles sont les bases qu'Hahnemann a posées pour l'édification d'une matière médicale. Il y a droit de s'étonner que la thérapeutique, le traitement des maladies, soient restés si longtemps en dehors de ces principes si simples et si naturels.

Assise sur ces fondements solides, la nouvelle matière médicale a été nommée *pure* par son auteur, et l'on ne peut méconnaître que la conception sur laquelle elle repose lui mérite ce titre.

CHAPITRE VI.

Théorie de la Psore et des autres maladies chroniques.

Principiis obsta ; serò medicina paratur.
Cùm mala per longas invaluere moras.

Frappez le mal à sa racine ; le remède est inutile quand de longs retards ont laissé le mal se développer. (Ovide).

On admettait autrefois que beaucoup de maladies chroniques étaient entretenues par des causes internes inappréciables aux sens ; on caractérisait cette espèce d'infection générale par les mots : *vices intérieurs, virus* ou *miasmes*.

L'école actuelle a pris en pitié ces croyances du passé, en exceptant toutefois le *virus syphilitique*, qui reste en incubation dans l'économie d'une manière latente, et ne rend ses effets manifestes qu'après un intervalle de temps plus ou moins long. Hahnemann est du même avis, mais avec cette différence qu'il tient compte des diverses formes sous lesquelles le virus peut se produire, et qu'il conclut par conséquent, à la diversité des spécifiques qu'il faut lui opposer. C'est après seize années de recherches, qu'il parvint à établir que toutes les maladies chroniques qui ne résultaient pas du virus sycosique (celui qui produit les excroissances et les végétations), et qu'Hahnemann *croit distinct* du virus syphilitique, avaient pour cause la psore, principe contagieux qui produit sous différentes formes, la gale, la teigne, les dartres vives et l'ancienne lèpre.

Ceux qui liraient le traité des maladies chroniques de Hahnemann, ne pourraient disconvenir que la théorie de la psore reçoit un grand poids des masses de faits que le fondateur de l'homœopathie a empruntés à des observateurs, dont l'école actuelle ne contesterait pas la valeur.

Ces faits établissent qu'à l'éruption psorique connue sous le nom de *gale*, on a vu succéder une foule d'affections dont le dénombrement donne un tableau à peu près complet des maladies chroniques dont l'espèce humaine peut être affligée, On a cité : L'HYDROCEPHALE, L'APOPLEXIE, LA PARALYSIE, LA MÉLANCOLIE, L'ALIÉNATION MENTALE, L'ÉPILEPSIE, LES CONVULSIONS, LA CATARACTE, L'AMAUROSE OU GOUTTE SEREINE, LA GOUTTE, LA SURDITÉ, LA PNEUMONIE, LA PHTHISIE PULMONAIRE TUBERCULEUSE, LE CARREAU, L'HÉMOPTYSIE OU CRACHEMENT DE SANG, L'ASTHME, LE CATARRHE SUFFOCANT, CERTAINES DÉSORGANISATIONS DE L'ESTOMAC, L'ICTÈRE OU JAUNISSE, LES HEMORRHOÏDES, LE DIABÉTÉS SUCRÉ, LA SUPPRESSION D'URINE, L'ŒDÈME, L'ANASARQUE, L'ASCITE, L'HYDROCÈLE, DIFFÉRENTES ESPÈCES D'HYDROPISIES, LA CARIE DES OS, LE RACHITISME, etc.

Si le mot *infection* n'a pas toujours été articulé par les observateurs, on peut dire que la plupart en ont laissé entrevoir l'idée.

Ces renseignements du passé, ont leur importance dans cette question, mais les faits que chaque praticien peut consulter tous les jours, auront une signification plus grande encore. Or, si l'on interroge avec soin les individus atteints de maladies chroniques, le plus grand nombre accuse une gale antérieure ; cela est constant, et la fréquence de ces révélations a lieu d'étonner, lorsqu'une fois l'attention est éveillée sur ce point. Ce qui est constant aussi, c'est que presque tous les malades qui se trouvent dans ce cas, peuvent affirmer que des topiques seuls, tels que pommades, onguents, ont été employés contre la gale, que les moyens intérieurs ont toujours été négligés, circonstance qui donne du poids à l'idée d'une répercussion (mal rentré). Enfin, les malades qui ne se rappèlent pas avoir contracté la *gale*, se souviennent au moins avoir eu une enfance maladive, qu'ils ont été sujets aux engorgements de glandes, aux gourmes, aux vers, aux convulsions, phénomènes qu'Hahnemann rattache à une infection psorique *héréditaire*.

Ce que l'expérience démontre encore, c'est qu'en tenant compte des principes qui découlent de cette théorie, pour le traitement des maladies chroniques, on obtient le plus souvent, d'une certaine classe de médicaments homœopatiques nommés *anti-psoriques*, et surtout du *soufre*, les résultats les plus satisfaisants.

Les trois miasmes (psorique, sycosique syphilitique), sur lesquels Hahnemann, fonde toute la théorie des maladies chroniques et leur traitement, sont-ils les seuls que l'on doive admettre ? Est-il possible de les considérer comme indépendants l'un de l'autre ? Ne se pourrait-il pas qu'ils ne fussent que trois manifestations d'un seul et même virus, trois rameaux d'une souche commune ? N'y a-t-il pas plusieurs espèces de *psore* (gale), ou des subdivisions de ce miasme ?

Pourquoi tant de moyens différents, de médicaments, contre le même virus? Toutes ces questions ont été soulevées déjà, et la matière est propre à en inspirer beaucoup d'autres. Nous laisserons au temps le soin d'en donner la solution. Pour rester fidèle au plan que nous nous sommes proposé dans ce travail, nous devons mettre de côté les discussions de ce genre et nous en tenir simplement aux raisons de l'expérience. C'est pourquoi nous terminerons ce chapitre par l'observation suivante :

1° Une jeune femme, âgée de trente-trois ans, vint me consulter, à Paris, il y a trois ans, 1er juillet 1859, pour des douleurs de tête du côté droit, auxquelles elle était sujette depuis un an. Cette maladie avait été traitée par les émissions sanguines, les révulstifs, sans aucun succès ; on avait employé des pilules composées avec extrait jusquiame, oxyde de zinc, acétate de morphine ; elle fut soulagée par ce traitement pendant une quinzaine de jours, puis la malade renonça au traitement dans lequel elle avait eu d'abord quelqu'espoir.

Voici le tableau des phénomènes morbides qu'elle offrait :

La malade éprouve des étourdissements quand elle monte un escalier et quand elle se baisse pour ramasser quelque chose. Elle y est sujette le matin, au sortir du lit, et il est rare qu'elle n'en éprouve pas pendant qu'elle s'habille.

Habituellement elle a dans la tête une sensation de lourdeur qui la rend tout hébétée et qui est prononcée, surtout du côté droit; il y a propension de la tête à tomber de ce côté. Mouvements d'exacerbation revenant surtout après les repas, consistant dans des élancements douloureux, des traits de feu mobiles, siégeant tantôt dans la région temporale droite, tantôt à gauche; d'autres fois dans le côté droit de la face, surtout dans les gencives. Les crises, accompagnées de battements dans la tête, durent quelquefois deux ou trois heures, et se terminent par une sensation de froid ou d'engourdissement dans le côté droit de la tête et de la face. Pendant les crises, le côté douloureux est rouge et chaud, la malade éprouve une grande anxiété. La partie extérieure de la tête n'offre rien de remarquable pour l'instant, mais de petits boutons y apparaissent à diverses époques, au dire de la malade.

Les yeux sont un peu ternes, avec pesanteur le matin.

Bourdonnements d'oreilles, comme un son de cloches, surtout à l'instant des crises ; quelquefois la malade y ressent un claquement en se mouchant. Dureté de l'ouïe.

Gêne, embarras dans le nez, les narines sont souvent bouchées. Odorat émoussé.

Pâleur maladive de la face, qui est ordinairement d'un jaune pâle et terne.

Sensibilité des dents, surtout du côté malade ; assez souvent, élancements dans une dent cariée, qui se trouve du côté gauche de la mâchoire supérieure. Bouche mauvaise le matin ; enduit jaunâtre de la langue ; goût fade ; soif assez prononcée.

Sensation dans le gosier d'une gêne particulière. Elle dit qu'il lui semble que son gosier est cassé. La déglutition est gênée, surtout celle de la salive.

Appétit médiocre, désir d'aliments épicés. Les aliments trop froids ou trop chauds sont difficiles à digérer. En général la digestion se fait avec peine, et la malade a le sentiment d'un poids à l'estomac après le manger. Epigastre sensible à la pression.

Assez souvent, coliques légères à diverses parties du ventre, surtout après le repas. Constipation habituelle, durant ordinairemeut trois ou quatre jours et se terminant quelquefois par des selles liquides, irritantes et chaudes au passage. Hémorrhoïdes internes petites et non fluentes.

Règles régulières : leur apparition est souvent précédée pendant quelques jours par des flueurs blanches, peu abondantes, aqueuses et presque incolores.

Rien de remarquable à l'appareil urinaire.

Respiration courte et gênée, quand elle monte un escalier. Palpitations de cœur.

Pieds et mains habituellement froids et secs; difficulté à transpirer; assez souvent, horripilation de la peau, avec sensation de refroidissement; débilité musculaire; l'exercice fatigue vite la malade.

Sommeil agité; assez souvent rêves effrayants.

Grande susceptibilité dans le caractère, vivacité, emportement; tristesse, morosité.

Tel était l'ensemble des symptômes éprouvés par la malade.

Mais ces renseignements pouvaient n'être pas suffisants. Je l'interrogeai sur sa santé passée, et j'appris qu'à l'âge de douze ans elle avait contracté la gale ; que cette maladie avait été traitée par des moyens externes seulement, et qu'elle avait eu six semaines de durée. Il y avait deux ans, la malade avait été atteinte d'une fluxion de poitrine qui passa à l'état chronique et dura trois mois. Dans cet espace de temps, elle fut saignée quatre fois.

Cette circonstance d'une psore rentrée antérieurement ne pouvait me laisser aucun doute sur l'existence du vice psorique chez la malade ; il était indispensable, pour trouver un remède efficace, de le chercher parmi les médicaments anti-psoriques homœopathiques.

Trois médicaments anti-psoriques me parurent d'abord appropriés aux phénomènes morbides que j'avais sous les yeux. Ces médicaments étaient le *soufre*, la *chaux carbonatée*, la *belladone*. En rapprochant avec soin les symptômes que chacun d'eux a la faculté de produire, et les symptômes offerts par la malade, je donnai la préférence à la *chaux carbonatée*, parce qu'elle me parut couvrir un plus grand nombre de symptômes que les deux autres. Mais, comme il est de précepte de faire précéder l'emploi de la chaux carbonatée de celui du soufre, je crus devoir prescrire d'abord trois globules de soufre à la quatrième dilution (quadrillionième de grain) à prendre le lendemain avant le premier repas.

Le 11 juillet, la malade vint me revoir. Son mal de tête, me dit-elle, existait toujours, mais il avait changé de caractère ; au lieu d'être borné au côté droit, il était répandu alors dans toute la tête et consistait en un sentiment de pression douloureuse et étourdissante, plus prononcé cependant à droite qu'à gauche. Les élancements avaient cessé de se manifester.

La pesanteur des yeux avait diminué.

Les oreilles bourdonnaient toujours.

Le nez était toujours pris.

La face était moins terne et offrait une légère teinte rosée

La gêne du gosier avait disparu.

L'appétit était meilleur et les digestions plus faciles.

Les selles étaient devenues journalières.

Les coliques avaient disparu.

Sommeil plus calme.

En somme, la malade se sentait mieux, et commençait à espérer sa guérison, parce que, disait-elle, il s'était opéré en elle un changement extraordinaire et tout à fait inaccoutumé. Je lui donnai à prendre pour le lendemain trois globules de chaux carbonatée à la trentième dilution (décillionième de grain), et l'engageai à revenir quatre jours après.

Le 16, elle m'assura que son mal de tête était dissipé et qu'elle n'éprouvait plus qu'une sensation incommode à la partie postérieure droite de la tête. Il lui semblait que quelque chose se remuait dans ce point à l'intérieur.

Elle n'éprouvait plus aucun bruit dans les oreilles.

Le nez était plus embarrassé que de coutume.

Le gosier était libre.

L'appétit devenait meilleur de jour en jour.

Il y avait régulièrement une ou deux selles par jour.

Je prescrivis de nouveau trois globules de chaux carbonatée.

Le 21, l'état n'était pas changé depuis le 16. Elle était toujours incommodée par la sensation dont nous avons parlé. Cependant elle était très satisfaite de son traitement et se trouvait généralement bien.

La potasse carbonatée (kalicarbonicum) ayant occasionné quelquefois un phénomène analogue à celui qu'éprouvait la malade, je prescrivis trois globules de ce médicament (trentième dilution). Le 25, la malade ne se plaignait plus que d'un peu d'embarras du nez, qui s'est dissipé depuis. Je la revis quelques jours après, sa guérison s'était maintenue. La dernière fois qu'elle eut ses règles, elle fut surprise de ne pas voir les flueurs blanches, habituelles à ce moment. Elle m'assura n'avoir plus d'étourdissements; que les battements de son cœur étaient encore prononcés quand elle montait un escalier, mais qu'elle n'était plus menacée de suffocation comme autrefois. Son appétit était toujours bon, ses digestions faciles et les selles régulières.

Cette observation nous paraît ne pas avoir besoin de commentaires. Nous l'avons rapportée avec tous ses détails au lieu d'en citer un grand nombre, toutes aussi remarquables et aussi concluantes, nous sommes d'avis dans ce cas de dire :

Non sunt numerandi, sed ponderandi.

Il ne faut pas les compter mais les peser.

PHÆDRE.

Citons sommairement les deux suivantes :

2° Mademoiselle Maria Aubourg, caserne de la Douane (Havre), âgée de vingt ans, d'une constitution lymphatique, issue de parents psoriques, a été atteinte d'une ophthalmie scrofuleuse à l'âge de trois ans; cette maladie avait envahi les paupières, la conjonctive oculaire et palpébrale ainsi que la cornée. La pauvre enfant était restée, depuis dix-sept ans, à peu près aveugle, puisqu'elle n'y voyait pas assez pour oser sortir seule dans la rue; elle distinguait le jour de la nuit, pas davantage.

Au moment où elle vint me trouver, 19 mai 1862, voici l'état dans lequel se trouvaient ses yeux:

Gonflement dur et œdémateux du bord libre de la paupière, toutes les glandes de meïbomius étaient tuméfiées et laissaient échapper un écoulement séreux qui lui collait les paupières. La sclérotique est fortement injectée et un épanchement existait entre les lamelles de la cornée, qui présentait l'aspect et la couleur du zinc.

Nous avons mis en usage sulfur, calcarea, hepar sulfuris, silicea, belladona, argentum nitricum et enfin apis mellifera. Selon les indications.

Aujourd'hui, la malade sort seule; elle distingue tout ce qui l'entoure, et peut même reconnaître les personnes qui passent sous ses fenêtres. Nous espérons qu'avant la fin de l'été elle sera radicalement guérie de cette affection, qui lui durait depuis sa plus tendre enfance.

3º Madame T., âgée de cinquante-quatre ans, d'un tempérament nerveux, sujette à des dérangements d'estomac et d'intestins, issue de parents psoriques, m'appela, il y a trois mois, pour la traiter d'une diarrhée avec coliques violentes, laquelle durait depuis dix mois. Elle avait employé divers traitements, sans en avoir obtenu un résultat durable; c'est-à-dire la diarrhée se suspendait pour huit jours, et reprenait avec une nouvelle force.

La face était jaune, terreuse; la langue épaisse, sèche; la malade avait une soif que rien ne pouvait étancher, le ventre était tendu, balloné, sensible à la pression; les coliques avaient lieu surtout après avoir mangé et le soir; dégoût des aliments, mais particulièrement des aliments gras; sommeil agité, caractère irascible, inquiétude sur son état, désir de la mort, penchant au suicide, chagrin, perte de fortune.

Une seule dose de aurum foliatum à la trentième dilution, six globules, a maîtrisé les accidents, et je n'ai dû répéter le médicament que deux fois.

CHAPITRE VII.

Maladies Médicamenteuses.

Quæsivit cœlo lucem.
A Dieu il demanda la lumière.
VIRGILE.

La question qui va nous occuper ici, est une vue particulière à la nouvelle doctrine, c'est pourquoi nous avons cru devoir l'isoler des autres questions, relatives à la cause des affections morbides.

Jusqu'à Hahnemann, les praticiens n'ont vu dans les substances médicamenteuses que des agents incapables de nuire, en se renfermant dans les doses prescrites dans les pharmacopées ordinaires. La réserve n'a été établie que pour les substances énergiques, les poisons. Tout le monde sait que les tisanes sont ordonnées par litres ou pintes à la journée. S'agit-il de médicaments plus actifs, toute la modération consiste à prescrire des doses faibles ; pour les substances toxiques elles-mêmes, la modération peut se transformer en abus.

Hahnemann pense, et nous pensons, que toute substance douée de propriétés médicamenteuses, peut devenir cause de maladie, lorsqu'on l'administre à trop fortes doses, ou lorsque le corps humain est soumis trop longtemps à sa puissance. En effet, comment concevoir un moyen actif contre une maladie, qui ne le soit aussi contre les parties qui en sont exemptes? A côté de l'utilité, ne faut-il pas voir l'inconvénient. N'y-a-t-il pas lieu de distinguer entre l'abus et l'usage des substances médicamenteuses?

L'allopathie n'avait constaté les effets désastreux résultant de l'abus de médicaments, que pour le *mercure*, mais le mal une fois produit, n'avait pour remède aux yeux de l'allopathie, que le temps et les forces de la nature.

En constatant avec ses devanciers, tous les désordres que le mercure peut produire sur le corps humain, Hahnemann, lui, a eu la gloire d'indiquer des moyens propres à y remédier. Guidé par les vues importantes qui découlent de la loi des semblables, il est arrivé à déterminer quels sont les *antidotes* des diverses substances médicamenteuses, car il a démontré que les inconvénients reconnus pour le mercure, existent aussi pour d'autres substances, telles que : le *quinquina*, l'*opium*, les préparations *arsénicales*, etc.

Parmi les exemples propres à démontrer l'importance de ce point de la nouvelle doctrine, nous rapporterons le fait suivant :

Monsieur Em. W., fabricant, vint me consulter, à Paris, pour une affection regardée comme nerveuse par tous les médecins qui l'avaient soigné jusque-là. Il m'apprit que toutes les nuits il était sujet à ce qu'il nommait des attaques d'évanouissements, qui se répétaient souvent et duraient tantôt quelques secondes, tantôt une ou deux minutes. D'habitude, la première attaque survenait au moment de se coucher : deux ou trois secousses convulsives du cœur avaient lieu, puis il lui semblait tout à coup que sa poitrine se glaçait, il tombait et perdait connaissance. La même attaque se renouvelait huit ou dix fois dans une nuit ; vers le matin seulement, arrivait un sommeil calme, et le malade se levait pour vaquer à ses occupations, et jouir d'une santé parfaite toute la journée.

A ces phénomènes morbides, l'allopathie avait opposé, sans succès, des cautères sur la poitrine, dans la région du cœur.

En interrogeant M. Em. W., il m'apprit qu'étant militaire, il avait contracté une maladie syphilitique, que l'on avait traitée par diverses tisanes et par l'emploi de pilules mercurielles. Cette maladie s'était guérie assez vite, et pendant les six années qui suivirent, M. W. avait joui d'une santé parfaite. C'était depuis cinq à six mois seulement qu'il avait été pris subitement de la singulière affection pour laquelle il me consultait.

Après toutes les recherches possibles, je ne pouvais rattacher le mal présent qu'au mercure administré contre la syphilis. J'ordonnai donc au malade l'antidote du mercure, nitri acidum trois globules de la trentième dilution (décillionième de grain), me proposant d'administrer plus tard l'or et autres antidotes, s'il y avait lieu.

Cette dose dans quatre cuillerées d'eau, prise en quatre fois.

Dès la première prise, le malade n'eut plus d'attaques, et, après plus de deux ans, la guérison s'était maintenue.

Madame D. avait contracté une syphilis constitutionnelle, pour laquelle elle avait consulté les premières célébrités de l'allopathie et un grand nombre de médecins ordinaires, même des charlatans. Tous lui avaient conseillé l'usage des mercuriaux, et madame D. allait de mal en pis. Elle eut connaissance des succès que j'avais obtenus dans des cas analogues au sien. Appelé auprès d'elle, je la trouvai dans un état déplorable. Tout le fond du gosier, rouge, inflammé, avait été labouré par des ulcères, dont les traces subsistaient encore ; une partie du voile du palais avait disparu ; tout le cou était endolori par suite de l'engorgement de la plupart des glandes lymphatiques. L'épaule gauche était déformée par des exostoses si fortes, que les mouvements du bras correspondant étaient devenus à peu près impossibles ; la malade avait perdu la plus grande partie de ses cheveux ; elle ne pouvait supporter la plus légère coiffure, tant les os du crâne et les tégumens étaient devenus sensibles ; douleurs sourdes et parfois élançantes dans les côtés de la poitrine et du ventre ; perte de l'appétit, constipation extrême, sommeil troublé par une grande agitation et par l'exacerbation de toutes les douleurs. Morosité, découragement de la malade dont le caractère était très gai.

A ces symptômes si graves et dont la cause ne pouvait être douteuse pour moi, j'opposai successivement divers antidotes du mercure ; d'abord *hepar sulfuris* et *nitri acidum*, puis le *soufre*, l'*or*, le *china*, la *belladona*, suivant les indications.

Dès le commencement du traitement, l'appétit revint, la constipation cessa, toutes les douleurs se calmèrent, la gaité revint. En moins de deux mois, la rougeur et le gonflement du gosier avaient disparu ; les glandes du cou avaient repris leur état normal ; les diverses exostoses s'effaçaient ; le bras avait plus de liberté. Les soins furent continués pendant deux autres mois, au bout desquels madame D. se considéra comme guérie. L'épaule seule restait encore un peu déformée.

Le tableau des désordres causés par le quinquina, tracé par Hahnemann est effrayant ; en le voyant, on ne peut que déplorer la manière avec laquelle les praticiens le prodiguent, soit contre les fièvres ou les maladies périodiques. Ce que nous avons dit du mercure, s'applique aussi bien au quinquina, dont l'allopathie est loin de soupçonner les terribles effets. Ce que nous pouvons affirmer, c'est que dans les cas de fièvres intermittentes rebelles, contre lesquelles on a épuisé des *grammes*, des *onces* de quinine, quelques doses des antidotes homœopathiques produisent des résultats surprenants.

CHAPITRE VIII.

Conclusion,

> Est modus in rebus ; sunt certi denique fines,
> Quos ultrà citràque nequit consistere rectum.
> *Il faut de la modération en toutes choses ; il y a des limites au-delà et en-deçà desquelles le bien ne peut exister.*
>
> HORATII.
> (Ars poetica).

Nous avons fait connaître les principes par lesquels l'homœpathie se distingue des autres doctrines qui l'ont précédée. Nous avons extrait de l'ensemble de la réforme de Hahnemann, les points fondamentaux les plus remarquables, non pas pour les discuter d'une manière abstraite, mais pour les présenter simplement en rapport avec les faits et les observations pratiques. Forcé, par la nature de ce travail, de mettre en parallèle les principes de l'homœopathie et de l'allopathie, nous avons reconnu les avantages que les premiers offrent sur les seconds dans le plus grand nombre des questions thérapeuthiques. Nous devons convenir toutefois que la puissance de l'homœopathie a été exagérée par les partisans enthousiastes des idées nouvelles ; ainsi, selon eux, on a guéri des désorganisations avancées de l'estomac; des tubercules pulmonaires, à la grande admiration du malade et du médecin, ont été expectorés à leur état de crudité, peu après avoir administré des remèdes homœopathiques.

Faisons en tout cela, la part du charlatanisme, auquel malheureusement les idées les plus pures n'en imposent pas toujours. Mais admettons aussi, que certains enthousiastes ont été de bonne foi, s'abusant eux-mêmes avec leurs malades sur la gravité des lésions qu'ils avaient à combattre. La prétention d'avoir obtenu quelquefois l'impossible, d'avoir guéri, par exemple, une phthisie à sa dernière période, n'a-t-elle pas été souvent illusoire pour certains allopathes, aussi bien que pour certains homœopathes? Ne repose-t-elle pas sur une erreur de diagnostie? Nous en avons eu un exemple, dans le fait que nous allons raconter en peu de mots :

Il s'agit d'une demoiselle de vingt-trois ans, parente d'un élève en médecine.

Elle me fut présentée par lui comme une phthysique à un degré avancé, fondant son opinion sur l'examen d'un professeur de l'école, auquel il l'avait aussi présentée.

Au professeur comme à l'étudiant, la percussion avait donné un son mat au sommet du poumon gauche; puis par l'auscultation, souffle caverneux et pectoriloquie; dès lors on avait cru à l'existence d'une caverne au sommet du poumon gauche.

J'examinai la poitrine ; je reconnus la matité, mais il me sembla qu'au lieu d'une pectoriloquie évidente (caverne du poumon), il pourrait n'y avoir qu'une bronchophonie (dilatation bronchique); il y avait eu des crachats sanguinolents, mais des crachats visqueux, sans traces de pus évidentes ; je portai donc un pronostic moins grave que le leur.

Je sus aussi que la cause du mal était du chagrin par suite

de perte de fortune. Enfin, pour abréger, je conseillai l'*aconit*
d'abord, puis l'*arsenic*.

Quinze jours après, l'étudiant venait m'informer du rétablissement de sa parente, qui avait été guérie, disait-il, par la
première dose (l'*aconit*) au bout de huit ou dix jours.

Il eut de la peine à comprendre qu'il eût été impossible de
remédier en si peu de temps à une lésion organique du poumon, tant il était sous l'influence de l'autorité du professeur.
Quant à moi, je restai convaincu que j'avais eu affaire à une
affection nerveuse avec congestion sanguine du poumon.

Un fait qui vient de se passer dans notre pratique, va démontrer de nouveau la puissance d'action des décillionnièmes.
Il s'agit d'une jeune dame de Graville, enceinte de huit mois. Elle
avait éprouvé de très-vives contrariétés depuis le commencement
de sa grossesse. Tout-à-coup, elle est prise de mouvements con-
vulsifs, épileptiformes avec congestion de sang à la tête ; la face
est rouge, violacée, les yeux injectés et convulsés en haut ; perte
complète de connaissance, agitation, cris violents ; trois médecins furent successivement appelés ; l'un pratiqua une saignée,
un autre prescrivit une potion antispasmodique, additionnée de
chloroforme, enfin le troisième, un grand bain ; leur pronostic
fut grave et pour la mère et pour l'enfant. Cet état durait depuis
48 heures sans aucun amendement ; je fus appelé, j'administrai
six globules de platina au décillionnième ; quatre heures après la
malade reprit sa connaissance, elle demanda à manger, se leva dans
la soirée, les convulsions ont disparu ; quinze jours plus tard
elle est accouchée d'un garçon bien portant, et la guérison ne
s'est pas démentie. Ce fait n'a pas besoin de commentaires.

Il nous semble utile de terminer la série d'observations
déjà rapportées par la narration de quelques faits de guérison
de fièvres intermittentes à types quotidien, tierce, quarte. Il

s'agit d'individus malades depuis longtemps et traités sans succès par les moyens allopathiques ordinaires.

1° Le sieur B..., âgé de 24 ans, d'un tempérament lymphatique, me fit appeler au mois de Juin dernier. Il avait depuis 15 mois une fièvre quotidienne dont l'accès avait lieu le matin, le frisson durait quelques minutes, puis la chaleur se manifestait, se continuait une grande partie de la journée et une sueur très abondante pendant la nuit terminait l'accès à 4 heures du matin, puis l'accès recommençait par un nouveau frisson quelques heures plus tard. La face était jaune bouffie, la langue sale, épaisse, couverte d'un endroit jaunâtre ; la peau sèche ; le ventre était gros, tendu, balloné, la rate volumineuse remplissait presqu'en entier la fosse éliaque gauche, et arrivait jusqu'à l'ombilic, ce qui lui occasionnait de l'étouffement et des nausées ; perte complète de l'appétit ; découragement et faiblesse arrivée au point de ne pouvoir sortir de son lit. On avait employé des doses énormes de quinine, d'arsenic, puis en outre des purgatifs et des vomitifs, qui aboutissaient à augmenter la faiblesse.

Je prescrivis *Ipéca* sixième 15 globules dans 150 grammes d'eau, à prendre par cuillerées à soupe toutes les deux heures. Le lendemain, disparition de la fièvre, le troisième jour l'accès n'eut pas lieu, et le malade demanda des aliments. Il y avait toujours une très grande faiblesse ; craignant de voir reparaître la fièvre le septième jour, je donnai une dose égale à la première, et le malade se rétablit complètement sous l'influence de *calcarea carbonica* trentième, que je lui prescrivis pour rétablir ses forces.

2° Une famille belge habitant l'Eure, près des raffineries, composée du père, de la mère, de la grand'mère et six enfants, était atteinte d'une fièvre intermittente à type tierce. Cette maladie datait de huit mois ; cette pauvre famille avait épuisé toutes ses ressources pour se procurer les médicaments prescrits et destinés à les guérir ; mais, malgré tout, la fièvre avait résisté.

Ma prescription fut : *China* et *metallum album* sixième dilution, deux gouttes par 150 grammes d'eau. Ces deux potions devaient être prises alternativement par cuillerées toutes les deux heures.

Sur les neuf malades, il y en eut sept dont la fièvre ne revint pas ; l'un des enfants avait fait un écart de régime en prenant du café, il s'en abstint et fut guéri comme les autres. La fièvre de la mère résista plus longtemps ; je l'interrogeai de nouveau, et j'appris qu'elle avait un chagrin profond dont l'influence paralysait l'action médicamenteuse. Eu égard à cette circonstance, je prescrivis *Ignatia* 12e, et la fièvre disparut.

3e observation. Il s'agit ici d'une fièvre quarte, la plus rebelle à tous les moyens employés jusqu'ici pour la combattre.

Le nommé C., habitant l'Eure, près la cale sèche, avait une fièvre quarte depuis longtemps. Tous les moyens connus avaient échoué. Il était arrivé à un état d'émaciation de maigreur vraiment effrayant ; sa peau était d'un jaune verdâtre. Il cherchait le soleil le plus ardent sans pouvoir se réchauffer.

J'ordonnai *Lachesis*, trentième 12 globules dans 150 grammes d'eau, par cuillerées toutes les quatre heures pendant l'apyrexie. L'accès manqua le troisième jour, mais il reparut le vingt-unième, parce que le malade avait négligé de venir me trouver l'avant-veille de l'accès présumé, bien que je l'en eusse prié. Il ne l'oublia pas pour l'accès suivant, et la fièvre ne s'est plus remontrée.

CHAPITRE IX.

Régime Homœopathique.

Mens sana in corpore sano.

Le régime sévère, trop sévère peut-être, prescrit par Hahnemann, fait souvent répugner les malades atteints de maladies chroniques à suivre un traitement homœopathique. On conçoit que ce chef de doctrine, qui ne prescrivait des médicaments qu'à des doses extrêmement minimes, devait écarter de l'organisme, toutes les causes qui pouvaient troubler ou anéantir les effets de ces doses infinitésimales. C'est ainsi qu'il devait proscrire tous les légumes médicamenteux, les ragoûts, les salaisons, les oignons, les aliments crus et de difficile digestion, la salade entr'autres, le café, le vin pur, le thé, les liqueurs, etc.

Sans doute, il faut écarter tout ce qui pourrait troubler l'action des remèdes homœopathiques. Mais il est difficile d'obtenir de l'homme des privations qui deviendraient un supplice pour ses habitudes, et souvent ses organes ne pourraient supporter ces privations, sans en éprouver un dommage réel.

Ainsi, Hahnemann, exerçant en Allemagne, n'a pas obtenu toujours de ses malades la suppression du café, devenu par l'habitude une nécessité, et cependant il a fait des cures admirables. Les homœopathes exerçant en Angleterre et en Belgique n'ont pu constamment réussir à supprimer l'usage du thé, et cependant leurs succès n'en sont pas moins nombreux ; excepté dans quelques cas impérieux, les médecins sont obligés de céder aux exigences des habitudes contractées, et ils apprennent vite que, malgré ces infractions à la règle tracée, l'action des médicaments n'en est pas troublée.

Nous en avons chaque jour la preuve chez des malheureux dans la misère, qui ne peuvent pas toujours observer les règles du régime prescrit, et qui néanmoins voient leurs maux disparaître. Ainsi, la règle est excellente, mais elle peut subir des exceptions et des modifications qui la rendent plus facile à exécuter.

En un mot, le régime à observer est de se conformer aux préceptes de l'hygiène qui seule pourrait suffire pour prévenir toute maladie, si nous avions la force de ne pas nous en écarter. Aussi, l'école de Salerne, célèbre autrefois par son Université et surtout par son Ecole de médecine, qui a laissé une collection d'aphorismes ou de sentences sur l'art de conserver la santé, indique les moyens de se passer de médecin ; il y en a trois : ils sont indiqués dans le deuxième aphorisme de l'ouvrage de Levacher de la Feutrie intitulé : l'*Ecole de Salerne* :

Si tibi deficiunt medici, medici tibi fiant
Hæc tria : mens hilaris, requies moderata, diœta.

Es-tu sans médecin ? je t'en vais donner trois :
Gaîté, diète, repos : Obéis à leurs lois.

FIN